食管癌放疗联合免疫治疗
优秀病例解析

主 编 惠周光 王 军 庞青松

U0218740

 中国协和医科大学出版社

北 京

图书在版编目（CIP）数据

食管癌放疗联合免疫治疗优秀病例解析 / 惠周光，王军，庞青松主编. — 北京：中国协和医科大学出版社，2023.11

ISBN 978－7－5679－2313－3

Ⅰ. ①食… Ⅱ. ①惠… ②王… ③庞… Ⅲ. ①食管癌－放射疗法－病案 Ⅳ. ①R735.105

中国国家版本馆CIP数据核字（2023）第211977号

食管癌放疗联合免疫治疗优秀病例解析

主　　编：惠周光　王　军　庞青松
责任编辑：李元君　胡安霞
封面设计：邱晓俐
责任校对：张　麓
责任印制：张　岱

出版发行　中国协和医科大学出版社
（北京市东城区东单三条9号　邮编100730　电话010-65260431）
网　　址：www.pumcp.com
经　　销：新华书店总店北京发行所
印　　刷：北京天恒嘉业印刷有限公司

开　　本：787mm×1092mm　　1/16
印　　张：10
字　　数：210千字
版　　次：2023年11月第1版
印　　次：2023年11月第1次印刷
定　　价：96.00元

ISBN 978－7－5679－2313－3

编者名单 *Editor's List*

名誉主编

李宝生　山东省肿瘤医院

王绿化　中国医学科学院肿瘤医院深圳医院

王　平　天津市肿瘤医院

主　编

惠周光　中国医学科学院肿瘤医院

王　军　河北医科大学第四医院

庞青松　天津市肿瘤医院

病例点评专家　（按姓氏笔画排序）

习　勉　中山大学肿瘤防治中心

江　浩　蚌埠医学院第一附属医院

孙新臣　江苏省人民医院

李建成　福建省肿瘤医院

陆海军　青岛大学附属医院

高献书　北京大学第一医院

蔡旭伟　上海交通大学附属胸科医院

樊锐太　郑州大学第一附属医院

编　者　（按姓氏笔画排序）

门　玉　中国医学科学院肿瘤医院

习　勉　中山大学肿瘤防治中心

王　军　河北医科大学第四医院
王奇峰　四川省肿瘤医院
井绪泉　山东省肿瘤医院
包永兴　中国医学科学院肿瘤医院
巩合义　山东第一医科大学附属中心医院
刘　青　河北医科大学第四医院
刘文扬　中国医学科学院肿瘤医院
江　浩　蚌埠医学院第一附属医院
孙新臣　江苏省人民医院
李　丛　重庆大学附属肿瘤医院
李建成　福建省肿瘤医院
杨章孺　上海交通大学附属胸科医院
吴　磊　四川省肿瘤医院
张　天　天津市肿瘤医院
陆海军　青岛大学附属医院
庞青松　天津市肿瘤医院
姚奇伟　福建省肿瘤医院
高献书　北京大学第一医院
郭金栋　上海交通大学附属胸科医院
曹　峰　河北医科大学第四医院
章文成　天津市肿瘤医院
惠周光　中国医学科学院肿瘤医院
蔡旭伟　上海交通大学附属胸科医院
樊春波　重庆大学附属肿瘤医院
樊锐太　郑州大学第一附属医院

序 *foreword 1*

一

　　《食管癌放疗联合免疫治疗优秀病例解析》是一部提升我国放疗科医生食管癌诊疗能力的优秀专著，具有很强的学习、借鉴和指导意义。

　　首先，病例的挑选非常精心，花费了大量心血。惠周光教授历经半年的时间，通过"艾赋新生·食例劲现——食管癌放疗联合免疫治疗病例大赛"，从全国范围内挑选出相关内容的优秀病例。入围团队和病例质量很高，代表了目前国内顶尖食管癌放疗科的诊疗水平，对于放疗科医生尤其是中青年医生有很好的学习和借鉴价值。

　　其次，病例集构思巧妙、内容精良。在食管癌治疗进入免疫治疗时代的背景下，放疗和免疫治疗的联合是业内非常热门的课题，有待解决的问题和未知数很多。通过病例解析的形式，病例集的出版不仅对食管癌放疗规范化的应用起到了推动作用，而且在食管癌的个体化治疗方面产生了启发和帮助，促进大家更深刻地理解放疗联合免疫治疗的模式，引发思维碰撞和激发新的设想。对于探索免疫治疗和放疗联合治疗的模式与应用有着非常重大的意义。

　　最后，感谢惠周光教授在筹备和组织过程中的大量付出和努力，也感谢中国协和医科大学出版社的大力支持。相信在大家的齐心合力下，作为本次病例大赛结出的硕果，一定可以助力食管癌放疗事业蓬勃发展！

李宝生

2023 年 3 月

序 *foreword 2*

二

　　放射治疗在肿瘤治疗中的作用和地位日益突出，已成为治疗恶性肿瘤的主要手段之一。既往放疗科医生做了很多促进肿瘤放射治疗发展的相互交流。伴随肿瘤多学科治疗的发展，我们应该让更多其他专业的肿瘤医生参与到交流中来。如何能展现放射治疗的作用和优势？病例解析是一种很好的形式，它能够完整呈现诊断、治疗、随诊、预后的全过程，从而体现放射治疗的特色和优势。

　　我国是食管癌大国，放射治疗对于食管癌的治疗尤其重要。根治性放化疗作为局部晚期不可切除食管癌的标准治疗，具有很重要的临床价值。最新的随机对照临床研究结果显示，同步放化疗的五年生存率能够达到40%，疗效可以媲美外科手术。伴随新治疗手段的加入，尤其是联合免疫治疗，有望取得更好的效果。中国医学科学院肿瘤医院在免疫治疗方面做了大量探索并取得了辉煌的成就，无论是在国内还是国际都走在前列。我们有责任和义务把取得的优势进行应用与传播，尤其是与临床密切相关的病例解析。

　　我国的肿瘤治疗技术发展很快，肿瘤患者的治疗比例在地市及县域增长迅速。基层医生对于规范化诊疗也有很强的学习诉求。本书的出版很好地契合了这一诉求，也能够对整个学科的发展提供很大的助力！

王绿化

2023 年 3 月

序 *foreword 3*

三

　　我国是食管癌高发国家，占了全球发病人数的一半左右。不同于欧美国家，我国的食管癌以鳞癌为主。在医务工作者的不断探索和努力下，我国医疗的整体水平不断提高，可以说我国的食管癌的诊断与治疗水平已经超越了欧美国家。在与食管癌这一恶性肿瘤的对抗中，广大医务工作者收集了许多治疗效果非常好的案例。在繁忙的日常医务工作之余，征集到全国优秀的病例并加以整理是一项非常有意义的工作。

　　食管癌已经进入免疫治疗时代，免疫治疗已经成为晚期一线、晚期二线食管癌的标准治疗。随着研究探索不断前移，已经有许多研究提出，免疫治疗与放疗或化疗联合存在协同增效性，能够分别提高它们对癌细胞的杀伤能力，从而让联合治疗做到"1＋1＞2"。《食管癌放疗联合免疫治疗优秀病例解析》聚焦前沿探索，展示了食管癌晚期、局部晚期放疗联合免疫治疗的临床案例，颇具前瞻性。

　　《食管癌放疗联合免疫治疗优秀病例解析》不同于NCCN指南、ASCO指南、CSCO指南一类的书籍。它立足临床实践，向广大从事放射治疗相关工作的医务工作者展示完整的诊断、治疗、随访、预后过程，尤其是一些特殊个案，非常值得学习和借鉴。

王　平

2023 年 3 月

前言 *preface*

食管癌是我国的高发恶性肿瘤，与欧美国家以腺癌为主的病理特征不同，我国90%以上的食管癌病理表现为鳞状上皮细胞癌。对于不可手术的食管癌，根治性放化疗是主要的根治性方案。近年来，以卡瑞利珠单抗为代表的免疫药物在晚期一线、晚期二线治疗取得突破，获得最新CSCO指南一级推荐。免疫治疗已逐步打破食管癌治疗格局，而放疗与免疫治疗的结合，通过远隔效应、协同作用等可以进一步提升疗效，因此，放免结合也是我们临床医生关注的热点与近期研究重点。"放疗青咖汇"结合当下临床热点及研究前沿，打造全国放疗同道分享放疗联合免疫治疗典型病例的比赛平台，旨在推动放疗联合免疫治疗能力的提升，帮助大家进一步为患者提供个体化诊疗策略，共同推动食管癌放疗领域的发展。

本书出版的病例通过层层选拔，从全国36家顶级放疗团队中筛选出12个优秀病例。内容涵盖局部晚期可切除食管癌、局部晚期不可切除食管癌及晚期食管癌。病例除了病例概况、诊疗依据、诊疗过程外，还邀请全国知名放疗专家进行点评。这意味着该病例集代表了目前国内食管癌放射治疗的较高水平，相信该书不仅可供广大中青年医生学习，也将有益于各位专家教授查阅参考。

感谢病例编者提供了完备素材：山东省肿瘤医院井绪泉；山东第一医科大学附属中心医院巩合义；中国医学科学院肿瘤医院门玉、刘文扬；天津市肿瘤医院张天、章文成；河北医科大学第四医院曹峰、刘青；上海交通大学附属胸科医院杨章孺、郭金栋；四川省肿瘤医院吴磊、王奇峰；重庆大学附属肿瘤医院李丛、樊春波；福建省肿瘤医院李建成。

感谢病例点评专家给予的专业点评：蚌埠医学院第一附属医院江浩教授、上海交通大学附属胸科医院蔡旭伟教授、郑州大学第一附属医院樊锐太教授、江苏省人民医院孙新臣教授、福建省肿瘤医院李建成教授、青岛大学附属医院陆海军教授、北京大学第一医院高献书教授、中山大学肿瘤防治中心习勉教授。

本书难免存在不足甚至谬误，恳请读者、同仁予以斧正！

惠周光　王　军　庞青松

2023年5月

目 *contents*

录

可切除局部晚期食管鳞癌病例

病例1　新辅助放疗联合免疫治疗局部晚期食管癌

一、病例摘要

患者，男性，76岁，主因"间断吞咽不顺2月余，加重伴进食困难1月余"于2021年7月12日入院。

（一）现病史

患者于入院前3个月体检发现肿瘤标记物升高：SCC 2.41ng/ml，cyfra21-1 11.11g/L，未予重视；2个月前无明显诱因出现吞咽不顺，进行性加重，1个月前开始出现吞咽困难，目前尚可进半流食。1个月前行胃镜及超声内镜检查，示"食管距门齿25～30cm处近全周溃疡型肿物，累及食管外膜"，镜下活检病理为"高分化鳞癌"。PET-CT检查见"中段食管管壁明显增厚，伴代谢增高，考虑恶性；纵隔2R区可见代谢增高小淋巴结，不除外转移"。门诊以"食管癌"收入院。患者发病以来，饮食、睡眠正常，轻度便秘，1～3天1次大便，小便正常，体重无明显下降。

（二）既往史、个人史及家族史

不明原因血小板减少30余年；慢性胃炎病史1年。

（三）体格检查

ECOG 1分；全身浅表淋巴结（-），心、肺、腹（-）。

（四）辅助检查

1. 胃镜（2021年6月1日）：食管距门齿25～30cm处近全周溃疡型肿物，溃疡底深，肿物处食管腔呈偏心性狭窄（图1-1）。

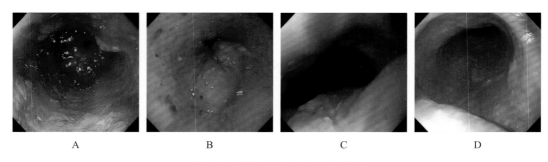

| A | B | C | D |

图1-1　胃镜（2021年6月1日）

注：A.食管；B.距门齿25cm；C.距门齿25～30cm；D.距门齿30cm。

2. 病理（2021年6月1日）：高分化鳞状细胞癌。

3. 食管超声内镜（2021年7月15日）：食管壁全周性低回声占位，最厚处11.5mm，侵及食管壁全层，部分层次外膜中断，与周围组织分界欠清；管腔狭窄，超声内镜无法通过。超声内镜可及范围内见右侧气管食管沟多发淋巴结，大者11.2mm×11.7mm（图1-2）。

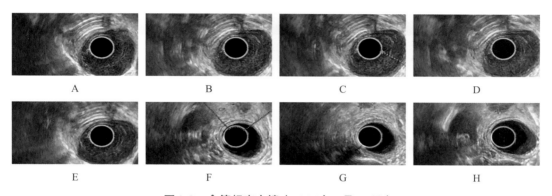

图1-2 食管超声内镜（2021年7月15日）

注：A～E.肿物处；F～H.左侧气管食管沟。

4. 颈胸部增强CT（2021年6月22日）：食管胸中段癌，最厚处约1.9cm，向前推压气管，外膜面毛糙，贴邻主动脉弓；纵隔2R区多发淋巴结肿大，最大短径0.8cm，代谢轻度增高，共2枚，考虑转移（图1-3）。

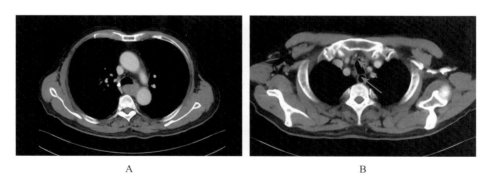

图1-3 颈胸部增强CT（2021年6月22日）

注：A.红色标记为食管原发灶；B.黄色箭头为纵隔2R区转移淋巴结。

5. PET-CT（2021年6月10日）：食管旁纵隔7区淋巴结肿大，短径0.5cm，2枚、融合，PET-CT不除外转移；食管旁纵隔8区淋巴结肿大，短径0.5cm，1枚、圆形，PET-CT不除外转移；贲门右淋巴结，短径0.8cm，1枚，PET-CT显示该肿大淋巴结无代谢（图1-4）。

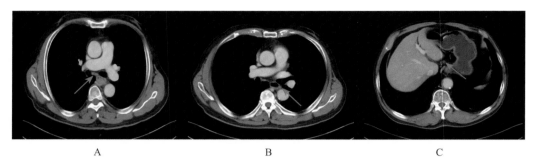

图 1-4　PET-CT（2021 年 6 月 10 日）

注：A.黄色箭头为食管旁纵隔 7 区转移淋巴结；B.黄色箭头为食管旁纵隔 8 区转移淋巴结；C.黄色箭头为贲门右淋巴结。

（五）分期与诊断

1．分期：cT3N2M0 Ⅲ期（AJCC 第八版）。

（1）原发灶：食管胸中段高分化鳞癌，侵及纤维膜。

（2）区域淋巴结：纵隔淋巴结转移（2R、7、8 区）。

（3）远处转移：未见明确远处转移。

2．诊断：食管胸中段高分化鳞癌 cT3N2M0 Ⅲ期。

二、诊疗依据

（一）可手术局部晚期食管癌新辅助治疗的模式及证据

1．新辅助同步放化疗：国际及国内指南均推荐首选治疗模式为新辅助同步放化疗＋食管切除术（1A），其证据来自 CROSS 研究及 NEOCRTEC 5010 研究，上述两个研究的结果显示，对于食管鳞癌，新辅助同步放化疗可以取得较高的 pCR 率（44% ～ 49%），且与单纯手术相比可显著改善总生存期（OS）。

2．新辅助化疗：既往的研究显示，食管鳞癌的新辅助化疗的 pCR 率欠佳（＜10%），食管鳞癌新辅助化疗的证据主要基于 JCOG 9907 证明新辅助化疗优于术后辅助化疗，而新近公布的 JCOG 1109 与 CMISG 1701 尽管对新辅助化疗与新辅助同步放化疗进行了比较，但仍然未能完全确定哪些患者通过标准的双药新辅助化疗能达到与新辅助同步化疗相同的疗效，故目前对食管鳞癌患者不建议首选单纯的新辅助化疗。

3．新辅助免疫治疗：近期的初步研究显示，新辅助免疫治疗单独使用 pCR 率欠佳（约 10%），目前其生存数据不成熟，尚不作为临床常规的治疗策略，首选进入临床研究。

4．新辅助化疗联合免疫治疗：新辅助化疗联合免疫治疗可以取得较好的 pCR 率（15% ～ 45%），略差于同步放化疗，但目前其生存数据尚不成熟。

5．新辅助放化疗联合免疫治疗：新辅助放化疗联合免疫治疗可以取得可观的 pCR 率，小样本研究提示最高可达 65%，近期疗效似乎优于同步放化疗，但其毒性发生率更高，且目前生存数据尚不成熟，仍不宜作为临床常规推荐。

6. 新辅助放疗联合免疫治疗：目前尚无食管癌新辅助放疗联合免疫治疗的高级别研究，Ⅰ期研究显示其pCR率可达47%，并不劣于同步放化疗。

（二）新辅助治疗因素对患者血小板情况的影响

1. 放疗：单纯胸部放疗对血小板的影响较小。

2. 化疗：食管癌常用的新辅助治疗方案，如紫杉醇、铂类、长春瑞滨等均有明显的骨髓毒性，可能导致严重的血小板减低。

3. 免疫治疗：免疫治疗可能导致免疫性血小板减少症，但其总体发生率很低，约为2%。

（三）患者治疗策略制订思路

患者为Ⅲ期临界可切除病变，可争取手术机会；且本身患者手术意愿强烈，因此，首先考虑新辅助治疗＋手术的治疗模式。目前，新辅助治疗的标准治疗方式是新辅助同步放化疗，但其存在高龄、不明原因血小板减少病史的禁忌，且化疗风险高。目前，新辅助化疗免疫联合治疗已获得较好的pCR率，免疫治疗结合放疗有望提高pCR率，甚至提高生存率。Ⅰ期研究已显示根治性放疗联合免疫治疗ORR率可达83.3%，且其不良反应低，一定程度上说明了放疗联合免疫治疗的有效性和安全性。放疗对于免疫微环境具有调节作用，可导致肿瘤免疫原性凋亡，促进肿瘤抗原释放，从而激活抗原提呈细胞，有增强免疫治疗疗效的潜力。因此，放疗联合免疫治疗可能是该患者的最佳治疗模式。

此外，为防止患者临界可切除病变转化失败，我们选择按根治性放疗来制订靶区和计划，治疗中复查评效，请胸外科会诊决定是否进行手术；如不能进行手术，则按计划改为根治性放疗联合免疫治疗，目前的证据显示对于临界可切除的食管鳞癌，转化性放疗后手术与根治性手术相比在总生存方面无显著差异，因此仍有较大把握取得较好的疗效。

三、诊疗过程

（一）诊疗与评价1

1. 新辅助免疫联合放疗

（1）放疗方案（2021年7月20日至2021年8月18日行胸部放疗）：6MV-X线VMAT技术；处方剂量为95%PGTV 47.08Gy/2.14Gy/22F，95%PTV 39.6Gy/1.8Gy/22F；GTV，影像学、内镜下可见原发肿瘤；GTVnd，影像可见的纵隔2R区、7区、8区转移淋巴结；CTV，GTV、GTVnd及周围亚临床病灶，GTV上下3cm，纵隔2R区、3P区、4R区、部分7区、8区淋巴引流区；PGTV，GTV及GTVnd＋0.4cm；PTV，CTV＋0.4cm。

（2）同步免疫方案：卡瑞利珠单抗200mg q21d，2周期（图1-5～图1-7）。

2. 疗效评价：疗效评价iPR。治疗前后胸部CT对比见图1-8～图1-10。

3. 不良反应

（1）Ⅲ级血小板减低：与患者本身存在的原发性血小板减低有关，与治疗关系可能不大。治疗期间最低至$31×10^9$/L，新辅助治疗结束后持续处于较低水平，最低至$25×10^9$/L，发生于新辅助治疗后1个月。因血小板减低，导致手术延期。

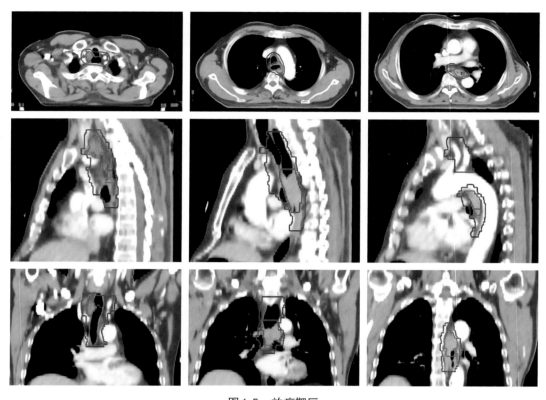

图1-5　放疗靶区

注：红色线为GTV，粉色线为GTVnd，蓝色线为CTV。

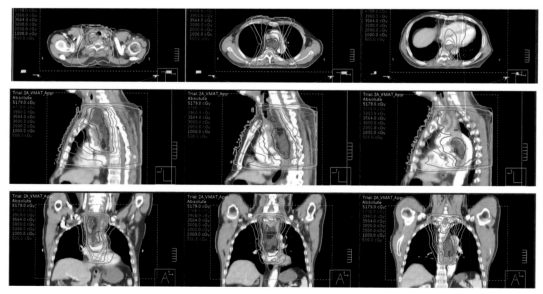

图1-6　放疗计划－剂量分布图

注：红色阴影为PGTV，绿色阴影为PTV，不同颜色的等剂量线图例见图片左上角，分别代表500cGy（中蓝）、1000cGy（浅蓝）、2000cGy（浅红）、3000cGy（褐色）、3564cGy（橙色）、3960cGy（红色）、4708cGy（深蓝）、5179cGy（黄色）的等剂量线。

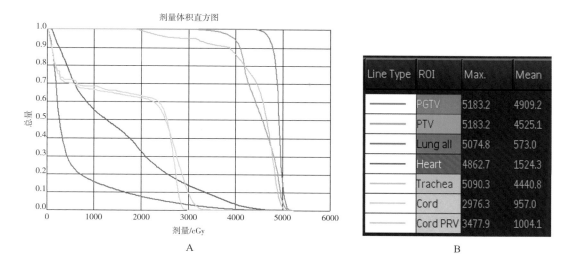

图1-7　放疗计划-DVH图

注：A.重要危及器官的DVH图；B.图例及各危及器官的最高剂量及平均剂量。

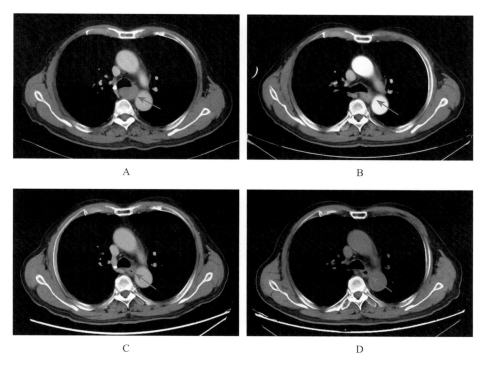

图1-8　治疗前后胸部CT对比

注：A.新辅助治疗前；B.治疗中复查（放疗18次/免疫治疗2次）；C.新辅助治疗1个月；D.新辅助治疗2个月；原发灶疗效评价（PR→PR→PR）；黄色箭头为食管原发灶。

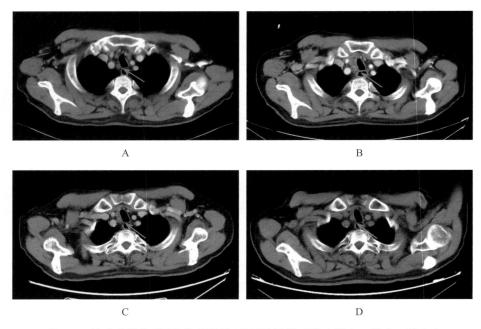

图1-9 治疗前后胸部CT所见纵隔2R区淋巴结对比（增大→缩小→缩小）

注：A.新辅助治疗前；B.治疗中复查（放疗18次/免疫2次）；C.新辅助治疗1个月；D.新辅助治疗2个月；黄色箭头为纵隔2R区淋巴结。

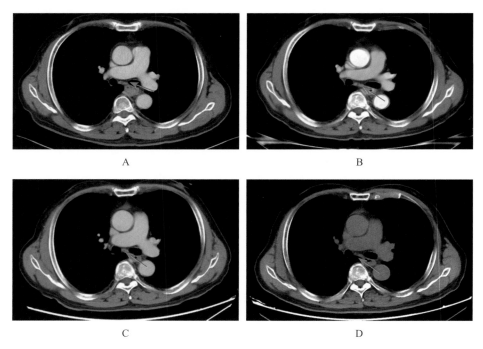

图1-10 治疗前后胸部CT所见纵隔7区淋巴结（稳定）

注：A.新辅助治疗前；B.治疗中复查（放疗18次/免疫治疗2次）；C.新辅助治疗1个月；D.新辅助治疗2个月；黄色箭头为纵隔7区淋巴结。

（2）Ⅰ级反应性皮肤毛细血管增生：卡瑞利珠单抗相关的不良反应，未特殊处理，停用免疫治疗后，在等待手术期间自行好转。

（3）未见其他不良反应，未观察到放射性食管炎或放射性肺炎症状。

（二）诊疗与评价2

1. 手术（因血小板减少，手术延迟至2021年11月2日进行，新辅助治疗后11周）

（1）手术名称：胸腔镜食管胃部分切除、食管胃颈部吻合＋淋巴结清扫术。

（2）手术性质：根治性。

（3）术中所见：长5cm，前后径3cm，左右径3cm。已侵透纤维膜，胸膜粘连、组织水肿、组织间隙消失、病变萎缩。可见淋巴结范围（日本分区法）：左颈外侧组、右喉返神经旁、左喉返神经起始部、左喉返神经弓上段、隆突下＋左主气管旁、上段食管旁、中段食管旁、下段食管旁、贲门旁、胃左动脉及小弯旁。

（4）食管切除范围：癌上7cm，癌下13cm。

（5）术后病理：管壁黏膜层—纤维膜纤维组织增生，可见小灶多核巨细胞反应，未见存活癌细胞，符合重度治疗反应（Mandard分级TRG 1级）。瘤床表面可见散在多灶鳞状上皮低级别上皮内瘤变。上切缘、下切缘及环周切缘均未见癌。淋巴结未见转移性癌（0/37），具体包括2R区、2L区、4R区、4L区、7区、8U区、8M区、8Lo区、10L区、15区、16区、17区。

2. 疗效评价：ypT0N0，病灶完全缓解，疗效评价pCR。

3. 术后并发症：术后第3周出现双侧少量胸腔积液，行穿刺抽液无恶性证据，抽液后复查无新发胸腔积液；术后仍有血小板减少，血小板仍在（30～60）×10^9/L。

（三）病例小结

患者为食管胸中段高分化鳞状细胞癌（cT3N2M0 Ⅲ期），属于局部晚期，临界可切除，其标准治疗策略应该为新辅助同步放化疗。但该患者不仅高龄，更存在原发性血小板减少，预计其对化疗难以耐受。而免疫治疗导致血液学毒性的发生率相对较低，对血小板几乎没有影响，且新辅助放疗联合免疫治疗亦可达到较高的pCR率，因此，新辅助放疗联合免疫治疗可作为该患者优先考虑的治疗策略，该患者最终接受了胸部放疗同步2周期卡瑞利珠单抗免疫治疗，治疗过程中未出现Ⅱ级以上的治疗相关不良反应。在术前连续进行疗效评价时，发现纵隔2R区淋巴结在新辅助治疗过程中有所增大，之后再行缩小，考虑假性进展存在。患者因血小板降低，导致手术有所延迟，在新辅助治疗后2个月进行手术，但最终取得很好的疗效，达到病理完全缓解（ypT0N0）。此后，患者进行定期随访（图1-11）。

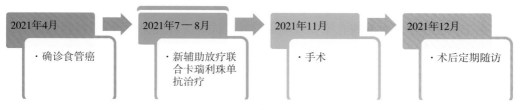

图1-11　治疗过程示意

四、点评

（一）导师点评（刘文扬）

对于可手术切除或潜在可手术切除的局部晚期食管鳞癌患者，新辅助放化疗依然是目前的标准治疗模式，这是基于多项荟萃分析和大型随机分组研究的结果。CROSS研究和NEOCRTEC 5010研究均证实新辅助同步放化疗较单纯手术显著提高患者生存率，新辅助同步放化疗在鳞癌中的pCR率可高达49%。但针对该例患者却存在着不可忽视的、导致难以实行化疗的因素——高龄及原发性血小板减少，而免疫治疗导致血液学毒性的发生率相对较低，尤其是血小板的减低发生率仅为2%，在此情况下，放疗联合免疫治疗进行新辅助治疗的策略进入选择行列。虽新辅助化疗在食管鳞癌中的总体表现欠佳，其pCR率常不到10%，甚至低于5%，但免疫治疗的加入，即新辅助免疫治疗联合化疗却显现出不错的近期疗效，pCR率在17%～43%。此外，在新辅助放化疗的基础上加用免疫治疗，pCR率可高达55.6%，这都从一定程度上体现出免疫联合治疗用于食管鳞癌新辅助治疗上的前景。当前，我们仍未有新辅助放疗联合免疫治疗的高级别证据，但是已有针对局部晚期食管鳞癌，不能耐受根治性同步放化疗的患者行根治性放疗联合免疫治疗的研究，其ORR率可达83.3%，不良反应发生率也较低，耐受性良好，从这一角度也可以看出放疗联合免疫治疗安全性良好。综上考虑，制订治疗策略为新辅助放疗联合免疫治疗。

在患者的治疗过程中，靶区的勾画尤为重要。既往研究认为胸中段食管癌的腹腔淋巴结（包括胃左区、贲门旁）的转移概率是比较高的，以往进行靶区勾画时，胸中段食管癌的靶区常需到腹腔干水平，但这也无疑可能会增加治疗相关不良反应。该例患者又恰恰在贲门胃左区可见小的淋巴结，那么是否应该将其纳入靶区范围内呢？我们分析，一方面，从直径大小来判断，该淋巴结并未达到转移淋巴结的诊断标准，且PET-CT显示其并无代谢增高，考虑为转移淋巴结的证据并不充分；另一方面，食管癌小淋巴结转移PET-CT的假阴性率较高，该淋巴结仍有转移可能，不过区域手术易于清扫，即使最终无法手术，将来若复发，仍有挽救放疗的机会。综上考虑，在进行靶区勾画时，我们并没有将其纳入靶区范围内。

患者在治疗过程中的不良反应与预判的情况一致，主要还是血小板降低，给予升血小板处理后基本可稳定在Ⅰ～Ⅱ度骨髓抑制的水平，对治疗的连续性并没有产生任何影响。

值得注意的是，对于接受免疫治疗的患者，疗效评价应遵循iRESIST标准，该标准对于淋巴结靶病灶的标准不同于RESIST标准。另外，除RESIST标准中已存在的CR、PR、SD、PD的传统评效之外，还有假进展、超进展等独特的概念。该病例比较有意思的地方在于，放疗中复查发现在原发灶明显好转的同时，纵隔淋巴结却较前明显增大，这是令人比较疑惑的，但是仔细分析淋巴结的情况，可见环形强化、内部明显坏死，这也让人想到是否为免疫治疗后的假性进展。免疫治疗后的假性进展可能与淋巴细胞浸润有关，是小概率事件，发生率仅为3%～8%，常发生在免疫治疗后的前2个月，从肿瘤增大到退缩的中位时间为1.3个月。该例患者在术前再进行复查，该处淋巴结即明显缩小，此时也印证了治疗中复查淋巴结的变化为假性进展，术后病理也进一步证明了这一点。

患者通过新辅助放疗联合免疫治疗后根治性手术治疗，术后病理结果令人欣喜，达pCR。那么对于该患者后续治疗该如何开展？随着CheckMate-577研究的公布，目前，对于新辅助放化疗+手术治疗后的食管癌患者，若术后病理未达pCR，行免疫巩固治疗可使复发或死亡风险降低31%，该类患者推荐行免疫巩固治疗。虽然该例患者并非接受新辅助同步放化疗的方案，但其术后病理确实达到了pCR，根据报道pCR患者的复发或死亡风险低于未达pCR者，故对其而言，巩固免疫治疗未必会带来进一步的风险的降低。另外，贲门右淋巴结虽未经放疗，但术后病理显示其亦达到治疗后无瘤的改变，这也说明该例患者对于免疫治疗这一全身治疗方法的反应性良好，目前看治疗后微残留的风险低。从以上情况分析，最终选择了后续定期复查的方案。因90%以上的复发发生在治疗后的2年内，故对于随访的建议一般为前2年每3个月复查一次，第3～5年每半年复查一次，5年之后可每年复查一次。

综上所述，对于该例不适宜化疗的局部晚期食管鳞癌患者，选择了新辅助放疗联合免疫治疗，虽在疗效评价时曾出现假性进展，但经新辅助治疗后根治性手术获取了pCR，之后进行定期随访。

（二）专家点评（蔡旭伟）

Q1. 食管癌新辅助治疗方案近年得到积极探索，方案逐渐多元化。在为该患者选择新辅助治疗方案时，治疗团队最终选择了放免联合2周期。请您结合该患者具体情况和治疗方案特点，谈一下选择放免联合方案是出于哪些考虑？在为患者制订放疗计划时，考量因素有哪些？

对于可手术的局部晚期食管癌，当前标准治疗方式是新辅助同步放化疗或新辅助化疗后行手术切除。根据CheckMate-577研究，如果术后未能达pCR，可给予免疫维持治疗1年。同时，研究者们也在探索其他术前新辅助方案，包括新辅助化疗联合免疫治疗、同步放化疗联合免疫治疗等。无论哪种新辅助治疗方案，均是以化疗为基础。

但该例局部晚期食管癌患者存在原发性血小板减少且已76岁高龄，无法耐受化疗，因此，术前新辅助方案采取同步放免联合治疗。经同步放免联合治疗和手术治疗后，该例患者术后病理达pCR，未发生严重的治疗相关不良反应，例证该治疗方案安全有效。未来随着临床使用新辅助放免联合治疗的局部晚期食管癌患者数据的积累，我们能进一步明确放免联合是否较放化疗或放化疗联合免疫治疗具有非劣效性，从而指导前瞻性研究的开展。

对于可手术的局部晚期食管癌患者新辅助放疗的放疗计划，观点比较统一，放疗靶区主要考虑累及野照射，放疗剂量为40～50Gy。而对于不可手术的局部晚期食管癌患者，根治性放疗的剂量一般为50～60Gy。

在对该患者制订放疗计划时，设定为28次50.4Gy，这是因为临床通常会考虑患者在治疗过程中可能出现进展或其他并发症而失去手术机会，或治疗效果很好而不再有手术必要，因此制订计划一般按照根治剂量。在治疗中再把剂量调至41.4Gy，能确保所有正常组织均在耐受范围内。

Q2. 放免联合疗法因其协同增效机制，在食管癌领域的应用之路越加宽广。该患者是一名局部晚期食管癌患者，经新辅助放免联合治疗后，肿瘤完全消退（TRG1级），术后病理达pCR。您如何看待这一结果？您如何评价放免联合方案作为食管癌新辅助治疗的治疗获益、优势？

放免联合方案目前不是局部晚期食管鳞癌新辅助治疗的标准方案，但考虑该患者不能耐受化疗，因此，在局部放疗基础上联合了安全性较好的免疫治疗，并取得了良好效果。

放免联合新辅助治疗在先前也有相关探索，在其他瘤种中也有报道。例如，在Ⅲa期非小细胞肺癌中开展的探索PD-L1单抗联合放疗新辅助治疗的结果显示，免疫单药治疗患者的术后pCR率约为10%；免疫联合放疗的术后pCR率则接近30%。因此，放免联合作为食管癌新辅助治疗实现pCR的可能性较大。

在仅考虑治疗疗效的情况下，不管是化疗联合免疫，还是放疗联合免疫，均可能起到协同增效的作用。此外，放化疗联合免疫是否具有更好的效果，也值得关注和探索。但考虑化疗的毒副作用，去化疗方案如放免联合也许会成为部分患者的主流方案之一。需要注意的是，pCR代表着治疗的近期疗效，更长期的无进展生存期（PFS）和OS获益仍有待进一步观察。总体来看，食管癌实现根治，联合局部和系统治疗是大势所趋。

Q3. 联合是食管癌肿瘤免疫治疗的趋势，已有多项临床研究显示免疫联合放疗疗效显著，为食管癌新辅助及辅助治疗带来新的突破。您如何看待免疫联合放疗在食管癌领域未来的应用前景？

前已述及，新辅助放化疗或化疗联合免疫治疗是可手术局部晚期食管癌的探索方向。对于不可手术的局部晚期食管癌，同步放化疗仍是标准治疗方式，当前的探索主要集中在同步放化疗联合免疫治疗，以及术后给予免疫维持治疗是否获益的领域，并已取得多项成果。不管是可手术还是不可手术的患者，当前探索的治疗策略均是先做"加法"，在原有标准方案基础上联合免疫治疗。随着研究更深入的开展，免疫治疗的价值将会更加明朗。部分患者因年龄大、一般情况不佳、骨髓功能差、伴随其他内科疾病等各种原因无法耐受化疗，这种情况下建议做"减法"，选择同步放免联合治疗，术后根据治疗情况评估是否给予免疫维持。目前，一些临床病例已经从中获益，期待开展更多前瞻性研究，来进一步证实免疫联合放疗在食管癌领域应用的可行性。

Q4. 请您对这一病例进行概括性的点评与总结。

该患者为老年男性，伴有原发性血小板减少，分期为cT3N2M0 Ⅲ期，为潜在可手术的局部晚期食管鳞癌患者，标准治疗方案为新辅助放化疗/化疗＋手术治疗。但患者存在原发性血小板减少、高龄等多个因素，不能耐受化疗，故采用新辅助放免联合治疗。在采用放免联合治疗后，患者术后取得了良好的近期疗效，治疗效果达pCR。

但需要指出的是，患者部分病灶处于气管分叉水平以上，影像学评估显示病灶压迫气管，食管超声也看到肿瘤局部与周围组织界限不清，因此，建议治疗前行气管镜检查，以进一步明确该患者肿瘤分期是T3还是T4b。如果明确为T4b，患者是否还有手术指征？患者在术后后续治疗中是否还需要对气管后壁进行局部放疗？值得探讨。

（三）主编总评（王军）

该病例是一例老年局部晚期食管中段鳞癌同时合并不明原因血小板减少症的患者，因患者合并较特殊的基础疾病，初始治疗策略选择了新辅助放疗联合免疫治疗，并因血小板低下与手术间隔时间11周，术后病理提示pCR（ypT0N0）。该病例是一例食管癌新辅助放疗联合免疫治疗后达pCR的典型案例，治疗过程中患者耐受性良好，并未出现严重的治疗相关不良反应及术后并发症。

此个体化治疗成功的案例提示新辅助放疗与免疫联合用于局部晚期可手术食管鳞癌安全有效，并见到远隔效应，为某些不能耐受化疗或拒绝化疗的特殊人群提供了较好的治疗思路。从病例中，我们看到食管癌诊疗领域存在着一定的困境。首先，即便结合增强CT以及PET-CT检查手段，临床医生仍难以进行N分期的准确判断。术前PET诊断转移的淋巴结虽然术后均为阴性，似乎出现了很好的N降期，但未见淋巴结纤维组织增生等病理反应；而贲门右淋巴结术前诊断为阴性，反而可见纤维组织增生，符合转移癌术后病理变化，提示了免疫治疗时代病理反应的复杂性。其次，我们也见到了放免治疗后部分淋巴结区域的假进展，可能导致与影像评价的不一致。再次，新辅助放疗的靶区范围尚未取得共识，这也是临床医生面临的重要难题。最后，该患者通过新辅助放免治疗后取得pCR，但该患者术前诊断为N+，ypN0的状态其中一部分靠远隔效应贡献，辅助治疗是否需要，治疗强度是否足够，我们不得而知。略有遗憾的是，该病例未行骨穿、PD-L1、MMR、MSI等相关免疫指标的检测。而针对免疫治疗获益人群，如何优选出"biomarker"，在肿瘤全程管理中对特定患者做好"减法"，是否可考虑"去化疗"的治疗策略，也将是我们今后研究的热点问题。

（包永兴　门　玉　刘文扬　惠周光）

参 考 文 献

［1］PANG Q，LI X，ZHANG W，et al. Safety and effect of radiation therapy combined with anti-PD-1 antibody SHR-1210 as first-line treatment on patients with intolerable concurrent chemoradiotherapy esophageal cancer: a phase 1B clinical trial［J］. Int J Radiat Oncol Biol Phys，2018，102（Suppl 3）: e39.

［2］BAO Y，MA Z，YUAN M，et al. Comparison of different neoadjuvant treatments for resectable locoregional esophageal cancer: A systematic review and network meta-analysis［J］. Thorac Cancer，2022，13（17）: 2515-2523.

［3］COWZER D，WU AJC，SIHAG S，et al. Durvalumab（D）and PET-directed chemoradiation（CRT）after induction FOLFOX for esophageal adenocarcinoma: Final results［J］. J Clin Oncol，2022，40（16）: 4029.

［4］DUAN H，WANG T，LUO Z，et al. A multicenter single-arm trial of sintilimab in combination with chemotherapy for neoadjuvant treatment of resectable esophageal cancer（SIN-ICE study）［J］. Annals of Translational Medicine，2021，9（22）：6102.

［5］JIANG N，JIANG M，ZHU X，et al. SCALE-1：Safety and efficacy of short course neoadjuvant chemo-radiotherapy plus toripalimab for locally advanced resectable squamous cell carcinoma of esophagus［J］. J Clin Oncol，2022，40（16）：4063.

［6］KELLY RJ，AJANI JA，KUZDZAL J，et al. Adjuvant nivolumab in resected esophageal or gastroesophageal junction cancer［J］. N Engl J Med，2021，384（13）：1191-1203.

［7］KELLY RJ，ZAIDI AH，VAN LIERE CANZONIERO J，et al. Multicenter phase Ⅱ study of neoadjuvant nivolumab or nivolumab plus relatlimab（antiLAG3 antibody）plus chemoradiotherapy in stage Ⅱ/Ⅲ esophageal/gastroesophageal junction（E/GEJ）carcinoma［J］. J Clin Oncol，2022，40（Suppl 4）：321.

［8］LI C，ZHAO S，ZHENG Y，et al. Preoperative pembrolizumab combined with chemoradiotherapy for oesophageal squamous cell carcinoma（PALACE-1）［J］. European Journal of Cancer，2021，144：232-241.

［9］LIU Y，BAO Y，YANG X，et al. Efficacy and safety of neoadjuvant immunotherapy combined with chemoradiotherapy or chemotherapy in esophageal cancer：A systematic review and meta-analysis［J］. Front Immunol，2023，14：1117448.

［10］SHAPIRO J，VAN LANSCHOT JJB，HULSHOF M，et al. Neoadjuvant chemoradiotherapy plus surgery versus surgery alone for oesophageal or junctional cancer（CROSS）：long-term results of a randomised controlled trial［J］. The Lancet Oncology，2015，16（9）：1090-1098.

［11］WANG F，QI Y，MENG X，et al. Camrelizumab in combination with preoperative chemotherapy for locally advanced esophageal squamous cell carcinoma：A single-arm，open-label，phase ii study［J］. Diseases of the Esophagus，2021，34（Suppl 1）：74.

［12］WANG W，LI L. Neoadjuvant pembrolizumab plus chemotherapy for resectable locally advanced esophageal squamous cell carcinoma（ESCC）：Interim results［J］. J Clin Oncol，2022，40（16）：e16011.

［13］YANG H，LIU H，CHEN Y，et al. Neoadjuvant chemoradiotherapy followed by surgery versus surgery alone for locally advanced squamous cell carcinoma of the esophagus（NEOCRTEC5010）：A phase Ⅲ multicenter，randomized，open-label clinical trial［J］. J Clin Oncol，2018，36（27）：2796-2803.

病例2　新辅助放化疗联合免疫治疗局部晚期食管癌

一、病例摘要

患者，男性，56岁，主因"进行性吞咽困难半月余"于2022年入院。

（一）现病史

患者于入院前半个月无明显诱因出现吞咽困难，进食干硬食物时明显，饮水可缓解，无恶心、呕吐，无畏冷、发热，未予重视。后症状进行性加重，进食半流质食物出现吞咽阻塞感。近1周进食流质出现吞咽不畅，伴疲乏无力，无腹痛、腹胀，无呕血、黑便，无胸闷、心悸、气促，无咳嗽、咳痰，无声音嘶哑，无面部出汗，无眼睑下垂，无头晕、头痛，无畏冷、发热。2022年3月21日于外院行胃镜示"食管肿瘤"，病理示食管鳞癌。今为进一步诊治转诊入院，门诊拟"食管恶性肿瘤"收入院。发病以来精神、睡眠尚可，食欲正常，大小便正常，体重下降约2kg。

（二）既往史、个人史及家族史

既往体健，有烟酒嗜好，抽烟40年，40支/日，饮酒40年，250克/日。否认家族性肿瘤病史。

（三）体格检查

ECOG 1分，全身浅表淋巴结（－），心、肺、腹（－）。

（四）辅助检查

1. 胃镜：距门齿25～30cm，局部黏膜呈结节样，占据管壁约1/2周，部分中央凹陷，周缘结节样，活检质脆（图2-1）。

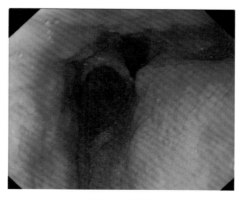

图2-1　胃镜

2. 病理:(食管)鳞癌(图2-2)。

免疫组化:CK5/6(＋),P40(＋),CAM5.2(局灶＋),Ki-67(约80%＋)。

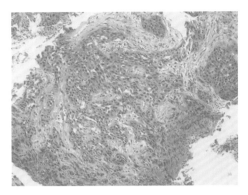

图2-2　病理

3. 食管X线钡餐:胸中段食管管腔狭窄,长约7.1cm,局部管壁僵硬,边缘及黏膜不规则破坏,对比剂通过缓慢,其上方管腔扩张明显(图2-3)。

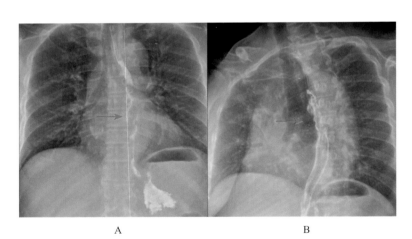

A　　　　　　　　　　　　B

图2-3　食管X线钡餐

注:A、B中箭头所示均为食管原发病灶。

4. 胸腹增强CT:考虑胸中段食管癌并纵膈淋巴结肿大;其余未见明显异常(图2-4)。

5. 超声内镜:内镜进镜至食管中段,距门齿约25cm可见不规则黏膜下隆起,小探头EUS于该处探及一低回声实性占位影,长度约8cm,累及食管壁。

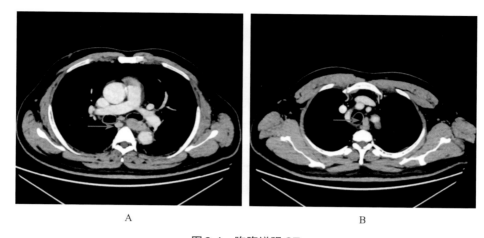

图2-4 胸腹增强CT

注：A、B中箭头所示均为纵膈转移淋巴结。

（五）分期与诊断

1. 分期：cT3N2M0 Ⅲ期（AJCC第八版）。

2. 诊断：食管胸中段鳞状细胞癌伴纵膈淋巴结转移（2、7区）cT3N2M0 Ⅲ期。

二、诊疗依据

1. 指南推荐：根据该患者分期（cT3N2M0 Ⅲ期），《2022中国临床肿瘤学会（CSCO）食管癌诊疗指南》（以下简称《2022 CSCO食管癌诊疗指南》）Ⅰ级推荐新辅助同步放化疗或新辅助化疗＋食管切除术，Ⅲ级推荐优先参加临床研究，如新辅助化疗联合免疫治疗（卡瑞利珠单抗或帕博利珠单抗）＋食管切除术等。

2. 文献证据：对于局部晚期可切除食管癌，新辅助放化疗联合手术治疗是标准治疗方式之一。CROSS研究发现，对于食管鳞癌患者，新辅助放化疗联合手术的中位OS可达到81.6个月，相比单纯手术组有60.5个月的绝对获益。NEOCRTEC 5010研究中新辅助放化疗组的中位OS更是高达100.1个月。但是CROSS研究中新辅助放化疗组的5年PFS也仅为44%，表明即使接受新辅助放化疗，仍有相当大比例的患者出现疾病进展。因此，如何进一步改善局部晚期食管鳞癌患者的预后，仍需要进一步探索。

免疫治疗已被证实可改善晚期食管癌患者的生存，并且毒性可控。在新辅助放化疗的背景下，纳入免疫治疗有望进一步改善预后。一例纳入27项临床试验的荟萃分析显示，在新辅助治疗中联合免疫治疗，PCR可达到31.4%，并且耐受性良好。已有研究证实，卡瑞利珠单抗联合同步放化疗，患者12个月的PFS和OS分别达到80%和86.4%。PALACE-1研究和PERFECT研究同样证实了免疫治疗联合新辅助放化疗在可切除食管鳞癌的疗效和安全性。免疫治疗联合新辅助放化疗为局部晚期可切除食管癌患者提供了新的选择。

三、诊疗过程

（一）诊疗与评价

1. 新辅助放化疗联合免疫治疗：白蛋白紫杉醇220mg d1、d8，顺铂40mg d1～d3，卡瑞利珠单抗200mg q21d，2周期。放疗技术6MV-X线，采用IMRT技术。设食管原发灶为GTV，GTV上下扩3cm，并包含纵隔转移淋巴结及相应高危淋巴引流区为CTV，CTV外扩5mm为PTV，予PTV单次剂量180cGy。危及器官限量：双肺V5＝57%，V20＝16%，V30＝5%，平均999cGy；心脏平均22Gy；脊髓Dmax 39Gy（图2-5）。于2022年4月8日至2022年5月5日行调强放疗，照射DT 3600cGy/20F。

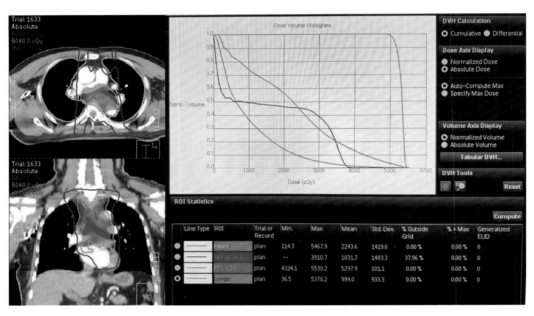

图2-5 放疗计划

2. 疗效评价：患者诉吞咽困难较前明显缓解，影像评价PR。用药前后CT对比见图2-6。

2022年6月24日行胸腔镜联合腹腔镜食管癌三野根治术。术后病理：（食管胸中段）食管部分黏膜缺失，间质肉芽组织增生及见大量炎症细胞浸润，溃疡形成，考虑重度治疗反应。标本上切端、下切端、环周切缘及另送"上切端"未见癌。食管周LN5个，贲门旁LN7个，"2L"LN3个，"2R"LN4个，"7组"LN7个，"8L0"LN4个，"8M"LN1个，"8U"LN3个，"15"LN4个未见转移癌。"16、17"未见LN。术后病理分期ypT0N0M0。疗效评价pCR。

（二）病例小结

患者为食管胸中段鳞状细胞癌cT3N2M0 Ⅲ期，行白蛋白紫杉醇及顺铂化疗同步放

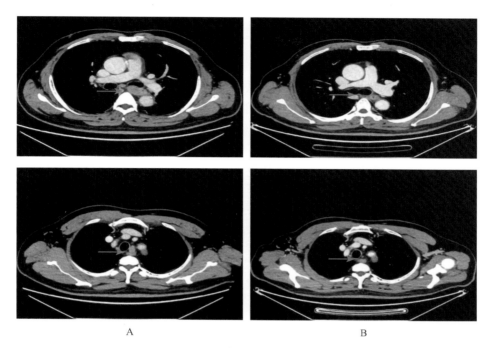

图2-6 用药前后胸部CT对比

注：A.初诊CT；B.新辅助放化疗联合免疫治疗2周期后CT。

疗配合卡瑞利珠单抗免疫治疗2周期后，吞咽困难较前明显缓解，影像评估PR，术后病理评价pCR。目前，患者仍在卡瑞利珠单抗200mg q21d单药维持辅助治疗中（图2-7），辅助治疗8周期后、15周期后随访复查影像如图2-8和图2-9，疗效评价SD。

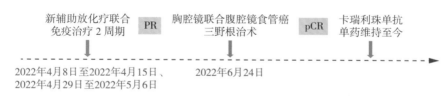

图2-7 治疗过程示意图

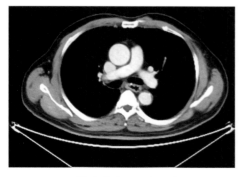

图2-8 辅助治疗8周期后复查CT

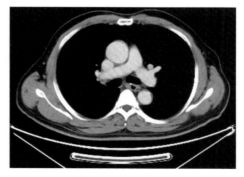

图2-9 辅助治疗15周期后复查CT

四、点评

(一)导师点评(李建成)

该患者为食管胸中段鳞状细胞癌伴纵膈淋巴结转移cT3N2M0 Ⅲ期。疾病特点:①56岁,无基础病,身体状况好,心肺功能正常,能耐受手术等治疗;②可手术局部晚期食管癌;③患者的意愿要求争取手术;④患者意愿要求争取能用免疫治疗。

可手术局部晚期食管癌按治疗指南为新辅助放化疗后手术。由于患者有手术及免疫治疗意愿,患者入院后按手术、放化疗及免疫治疗的治疗前相关检查进行,且无任何异常。我科Ⅰ~Ⅲ期患者均要外科会诊后再进行下一步治疗方案,故检查结束即请外科会诊,外科会诊后定下新辅助治疗后手术的方案。免疫治疗已被证实可改善晚期食管癌患者的生存,并且毒性可控。在新辅助放化疗的背景下,纳入免疫治疗有望进一步改善预后,我国众多小样本研究证实了这一点。所有的免疫治疗研究均为从晚期三线向二线和一线发展,也将进一步在新辅助和辅助治疗中得到证实,肺癌国外研究CheckMate-816的新辅助免疫的加入已进入指南。而中国食管癌的研究由于各单位合作性欠佳,因此均为各单位小样本新辅助治疗的研究,故循证级别不高,目前相关治疗还未进入指南,但不远的将来应该可以进入指南。食管癌术后辅助免疫仍然是国外的全球多中心、Ⅲ期、随机对照临床试验CheckMate-577研究,研究表明新辅助放化疗联合手术后非pCR患者接受纳武利尤单抗维持治疗可显著延长DFS,并且该治疗已进入各大指南成为治疗标准。实际上对于食管癌来说,免疫治疗更重要的是延长生存,而延长生存单纯靠新辅助时的2次免疫治疗显然是不够的,故我们仍然认为即使是术后pCR,免疫治疗也应该要用到1~2年。当然这些均需要更多的高循证级别的研究来证实。由于研究的滞后、指南的滞后,已严重影响了临床实践,而我们的患者无法等待,他们需要最好、最佳的治疗来获取最佳的治疗效果。

目前,免疫治疗确确实实给大部分的肿瘤患者带来长期生存的希望,也改变了很多肿瘤的治疗指南。免疫治疗从治疗晚期食管癌至治疗各期食管癌已成为必然趋势。但更需要我国食管癌研究者团结起来,开展更多的高循证级别的研究,在世界上发出中国的声音,并给患者带来更多的获益。

(二)专家点评(习勉)

该患者为初诊食管癌患者,完善相关检查后确诊为胸中段食管鳞癌cT3N2M0 Ⅲ期,接受新辅助放化疗联合免疫治疗后行胸腔镜联合腹腔镜食管癌三野根治术,术后病理示pCR,术后继续免疫维持治疗中。整体来说,基线检查比较完善,临床分期准确,治疗过程顺利,获得了满意的临床疗效。

该患者为一典型的局部晚期可手术食管鳞癌患者,目前国际上推荐的治疗方案为新辅助放化疗联合手术。经过新辅助放化疗后,30%~40%的食管鳞癌患者可达到pCR,而pCR患者的预后明显优于非pCR患者。如何能够提高pCR率,从而进一步提高食管癌的疗效是亟待解决的临床问题。免疫治疗在晚期食管癌中的治疗地位已十分明确,但在局部晚期食管癌的临床数据相对较少。对于局部晚期可手术食管癌,全球多中心、Ⅲ

期、随机对照临床试验CheckMate-577研究证明，新辅助放化疗联合手术后非pCR患者接受纳武利尤单抗维持治疗可显著延长DFS，现已成为指南的推荐治疗方式。然而，免疫治疗同步联合新辅助放化疗的数据尚局限于Ⅰ期、Ⅱ期研究的结果。PALACE-1、PERFECT研究初步证实了免疫治疗联合新辅助放化疗在可切除食管癌的疗效和安全性，但是否能够延长生存尚不清楚。因此，如果采用新辅助放化疗联合免疫治疗的模式，建议纳入临床研究的范畴，在临床广泛开展目前缺乏充足的循证医学证据。

此外，对于新辅助放化疗后病理为pCR的患者，术后进行免疫维持治疗是否能带来额外的生存获益尚无数据。建议考虑开展多中心的前瞻性研究，以探索这部分患者适宜的术后辅助治疗模式，避免过度治疗。

未来，进行预后生物标志物的深入探索，制定患者的最佳治疗方案，从而开展精准治疗是肿瘤领域的发展方向，食管癌亦是如此。

（三）主编总评（惠周光）

该病例为一例初治食管鳞癌患者，以"进行性吞咽困难半月余"为主诉就诊，完善分期检查后，考虑为胸中段食管鳞癌，伴纵隔淋巴结转移，cT3N2M0 Ⅲ期。

对于该例患者，MDT团队制订的治疗方案为新辅助放化疗联合免疫治疗。患者接受白蛋白紫杉醇＋顺铂＋卡瑞利珠单抗2周期，同时针对食管原发灶及纵隔淋巴结行放疗，然后行胸腔镜联合腹腔镜食管癌三野根治术，目前卡瑞利珠单抗维持治疗中。患者新辅助放化疗联合免疫治疗后疗效评估PR，术后病理评价pCR。患者同时联合放化疗与免疫治疗，故放疗剂量设定较保守，予以3600cGy/20F。该治疗模式取得了满意的疾病控制效果，且患者耐受性良好。

建议免疫组化补充PD-L1检测，以更好地分析PD-L1表达水平与卡瑞利珠疗效间的关系。在分期方面，建议说明淋巴结转移数目，以及完善可能有远处转移器官的相关检查，以更好地明确临床分期。

根据NCCN指南，局部晚期可切除食管鳞癌的标准治疗模式为新辅助放化疗后手术，术后病理如果非ypT0N0，纳武利尤单抗治疗维持1年。但将免疫治疗提前到新辅助治疗中，是否能有更好的生存获益，值得研究。PALACE-1研究和PERFECT研究初步证实了免疫治疗联合新辅助放化疗在可切除食管鳞癌中的疗效和安全性。期待相关临床研究的开展，以指导免疫治疗年代可切除食管癌的最佳治疗模式。

（姚奇伟　李建成）

参　考　文　献

[1] SHAPIRO J, VAN LANSCHOT J J B, HULSHOF M, et al. Neoadjuvant chemoradiotherapy plus surgery versus surgery alone for oesophageal or junctional cancer（CROSS）: long-term results of a randomised controlled trial [J]. Lancet Oncol, 2015, 16（9）: 1090-1098.

[2] YANG H, LIU H, CHEN Y, et al. Neoadjuvant chemoradiotherapy followed by surgery versus surgery alone for locally advanced squamous cell carcinoma of the esophagus（NEOCRTEC 5010）: a phase Ⅲ multicenter, randomized, open-Label clinical trial [J]. J Clin Oncol, 2018, 36（27）: 2796-2803.

［3］KOJIMA T，SHAH M A，MURO K，et al. Randomized phase Ⅲ keynote-181 study of pembroli-
zumab versus chemotherapy in advanced esophageal cancer［J］. J clin oncol，2020，38（35）：
4138-4148.

［4］GE F，HUO Z，CAI X，et al. Evaluation of clinical and safety outcomes of neoadjuvant immuno-
therapy combined with chemotherapy for patients with resectable esophageal cancer：a systematic re-
view and meta-analysis［J］. JAMA netw open，2022，5（11）：e2239778.

［5］PANG Q，ZHANG W，ZHAO J，et al. Safety and efficacy of PD-1 antibody SHR-1210 combined
with concurrent chemoradiotherapy to treat locally advanced esophageal squamous cell carcinoma：a
phase Ib clinical trial［J］. Oncologist，2021，26（7）：e1110-e1124.

［6］LI C，ZHAO S，ZHENG Y，et al. Preoperative pembrolizumab combined with chemoradiotherapy
for oesophageal squamous cell carcinoma（PALACE-1）［J］. Eur j cancer，2021，144（6）：232-
241.

［7］VAN DEN ENDE T，DE CLERCQ N C，VAN BERGE HENEGOUWEN M I，et al. Neoadjuvant
chemoradiotherapy combined with atezolizumab for resectable esophageal adenocarcinoma：a sin-
gle-arm phase Ⅱ feasibility trial（PERFECT）［J］. Clin Cancer Res，2021，27（12）：3351-3359.

不可切除局部晚期食管鳞癌病例

| 病例3 | 同步放化疗后序贯免疫治疗局晚不可切食管癌 |

一、病例摘要

患者，男性，50岁，主因"进食哽噎4月余，确诊食管恶性肿瘤1月余"于2021年12月14日入院。

（一）现病史

患者于入院前4个月无明显诱因出现进食哽咽，遂就诊于当地医院，胃镜示"食管溃疡"，予对症治疗后症状未见明显缓解。入院前1个月复查胃镜提示"食管肿物"，病理回报"鳞癌"，食管鳞癌诊断明确，就诊于我院门诊，以"食管恶性肿瘤"收住入院治疗。患者自发病以来，进半流食，精神、睡眠可，大小便正常，体重未见明显减轻。

（二）既往史、个人史及家族史

既往体健，个人史及家族史无特殊。

（三）体格检查

KPS 90分，BSA 1.5m^2，全身浅表淋巴结未触及，心、肺、腹（-）。

（四）辅助检查

1. 超声内镜：食管低回声团块（32～37cm），考虑T3期癌，结合临床，具体性质待病理；食管黏膜层增厚（21～22cm），具体性质待病理；颈段食管周围，纵隔及腹腔共见6枚肿大淋巴结（图3-1）。

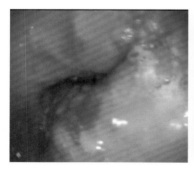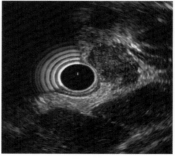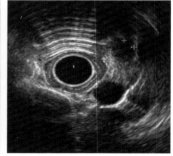

图3-1 超声内镜

2. 病理：（距门齿32～37cm食管咬检）鳞状细胞癌，（距门齿21～22cm食管咬检）少量鳞状上皮乳头状增生（图3-2）。

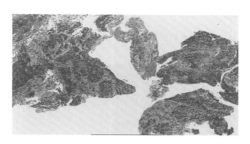

图3-2　病理（HE染色）

3. 颈胸腹增强CT：食管中下段管壁不规则增厚，考虑食管癌，贲门壁稍厚，建议结合内镜检查；肝胃韧带区多发淋巴结肿大，考虑转移；上纵隔气管左旁多发淋巴结，不除外转移，密切观察；右肺、右侧叶裂及左肺下叶多发小结节及粟粒影，定期复查（图3-3）。

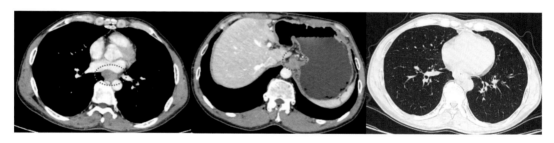

图3-3　颈胸腹增强CT

4. 上消化道造影（食管吞钡）：食管中下段管腔狭窄，壁僵硬，黏膜紊乱，伴不规则充盈缺损影，范围约6.6cm。贲门节律性开放（图3-4）。

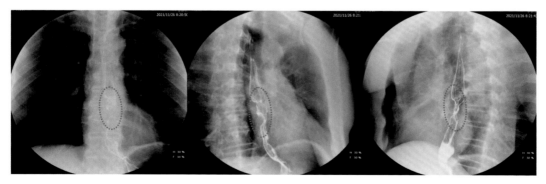

图3-4　上消化道造影

5．PET-CT：食管中下段管壁不规则增厚，PET 显示异常放射性浓聚，考虑为恶性，符合"食管癌"；左下颈食管旁、上纵隔气管左旁、隆突下、后纵隔食管周围，膈上下食管周围、胃左动脉区及胰腺上后方多发结节，PET 显示异常放射性浓聚，考虑为淋巴结转移；双颈深及双颌下多发小结节，PET 显像部分略见放射性浓聚，考虑为淋巴结炎性反应性增生可能性大，观察（图3-5）。

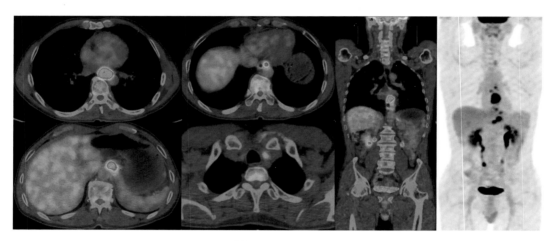

图3-5　PET-CT

6．颈腹彩超：贲门部胃壁增厚——来自贲门伴周围多发肿大淋巴结；左下颈气管旁多发肿大淋巴结——考虑转移性；盆腔未见明显肿物；双腋下及双腹股沟未见明显肿大及异常回声淋巴结；双侧胸腔未见明显积液。

（五）分期与诊断

1．分期：cT3N3M0 ⅣA 期（AJCC 第八版）（图3-6）。

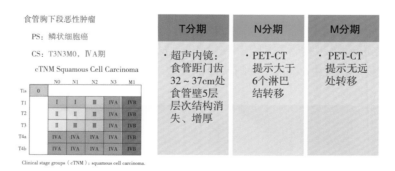

图3-6　初步分期及诊断

2．诊断：食管胸下段鳞状细胞癌 cT3N3M0 ⅣA 期。

（1）原发灶：食管胸下段鳞状细胞癌。

（2）区域淋巴结：左下颈食管旁、上纵隔气管左旁、隆突下、后纵隔食管周围，膈上下食管周围、胃左动脉区及胰腺上后方淋巴结转移。

（3）远处转移：（－）。

3．外科会诊：患者淋巴结转移范围广泛，手术无法根治性切除，建议行根治性放化疗。

二、诊疗依据

（一）系统治疗方案循证依据

指南推荐：《2021年NCCN指南》推荐cT1b-T4a，N＋或cT4b不可手术患者建议行根治性放化疗，相比于单纯放疗，同步放化疗可显著提高患者5年生存率。

（二）放疗方案循证依据

1．作用机制：放疗联合免疫，放疗可以导致原位疫苗效应，促进肿瘤抗原释放从而激活抗原提呈细胞；放疗还可以改善肿瘤免疫微环境，促使免疫荒漠型肿瘤向免疫炎症型转变。

2．晚期食管癌，免疫联合放化疗成为一线标准治疗方案，免疫联合放化疗治疗不可切除局部晚期食管癌患者已公布的Ⅰ/Ⅱ期单臂小样本临床研究结果均表明，相比于传统放化疗，免疫联合放化疗疗效进一步提高，患者耐受性良好且毒性可控，因此，有必要探索免疫联合放化疗对局部晚期不可手术食管癌疗效的影响，该例患者入组KEYNOTE-975研究。

三、诊疗过程

（一）诊疗与评价

1．化疗联合试验药物：2021年12月15日至2022年6月1日共完成4周期化疗＋6周期试验药物治疗，具体为顺铂113mg d1＋氟尿嘧啶1.5g d1～d4＋帕博利珠单抗/安慰剂200mg d1。

2．胸部放疗：2021年12月16日胸部放疗25F结束，放疗剂量PTV 50Gy/25F。

（1）靶区勾画：GTVp包括食管肿物；GTVn包括2L、腹腔淋巴结；CTV在GTV基础上食管上下各外放3cm，余均匀外扩5mm，并包括2L、腹腔及食管旁淋巴引流区，并不超过解剖学边界；PTV在CTV基础上均匀外扩5mm（图3-7）。

（2）放疗计划及DVH：脊髓Dmax 4493.1cGy；肺MLD＝851.0cGy，V20＝10%，V30＝3%；心脏MHD＝2492.8cGy，V30＝28%，V40＝15%；PTV体积386.727cm^3（图3-8）。

3．疗效评价

（1）治疗中评估：2021年11月25日治疗前内镜及病理：（距门齿32～37cm食管咬检）鳞状细胞癌；2022年1月13日治疗中内镜及病理：（距门齿30～35cm食管咬检）黏膜内查见残存的鳞状细胞癌（图3-9）。

（2）治疗末评估：2021年11月25日至2022年6月1日患者共完成4周期化疗＋6周期试验药物治疗，胸部放疗顺利结束。患者吞咽哽噎症状较前缓解，2022年6月1日复查CT提示病情稳定，疗效评价PR（图3-10）。

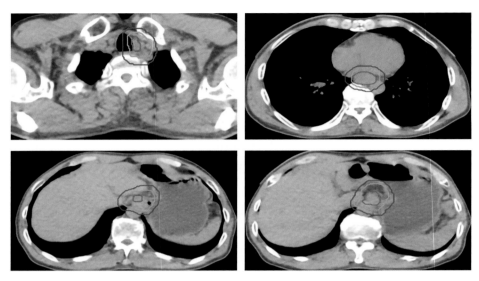

图3-7　放疗靶区

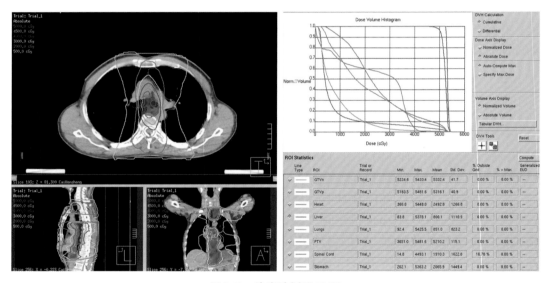

图3-8　放疗计划及DVH

（二）病情转折

1．一般情况：患者因头痛2月余，眼球活动受限2周于2022年6月21日再次入院。患者出现头痛、右侧眼球活动受限、乏力、多尿症状。

2．辅助检查

（1）实验室检查：Na 118mmol/L，Cl 87mmol/L，CK 1168U/L，CK-MB 6.3μg/L，MB 77.8μg/L，垂体泌乳素30.26ng/ml，甲功T3 1.25nmol/L，皮质醇0.78μg/dl，铁蛋白1236μg/L。

（2）影像学检查：鼻咽颅底CT及头颅MRI均未见明显异常。

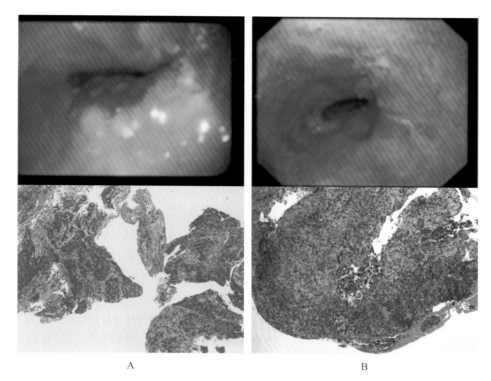

图3-9　治疗前、治疗中内镜及病理对比

注：A.治疗前内镜及病理；B.治疗中内镜及病理。

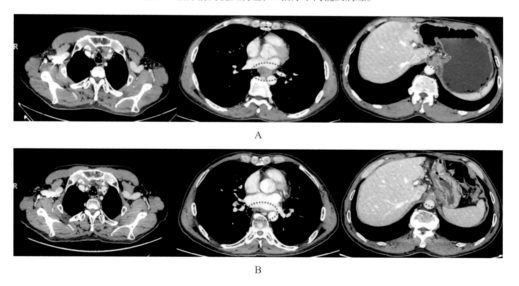

图3-10　治疗前、后CT对比

注：A.治疗前CT（2021年11月25日）；B.治疗后CT（2022年6月1日）。

3. 不良反应：头痛、恶心、呕吐，多尿（尿量＞4000ml/d）；低钠血症，CTCAE 4级；皮质醇降低，CTCAE 2级；铁蛋白升高，CTCAE 2级；垂体泌乳素升高，CTCAE 2级；甲状腺功能减退，CTCAE 2级；CK、CK-MB、MB增高，CTCAE 2级。

4. 思考：免疫性垂体炎、免疫性肌炎？

免疫性垂体炎诊断标准：根据患者症状、血激素测定、自身抗体检测、MRI等检查可诊断，组织病理学检查结果是诊断的金标准。①患者有头痛、视力下降、视野缺损、烦渴、多饮、闭经、食欲缺乏等症状。②血激素测定可发现垂体-肾上腺皮质、垂体-甲状腺、垂体-性腺功能等轴系相关激素水平异常。③自身抗体检测可发现垂体细胞抗体阳性。④MRI可发现垂体、垂体柄呈对称性、均匀性增大，增强MRI显示强化均匀，垂体后叶高信号消失等影像，并可排除肿瘤等垂体病变。⑤组织病理学检查可根据镜下表现明确诊断。

5. MDT

（1）会诊意见：2022年6月23日天津医科大学总医院内分泌科会诊，考虑患者存在垂体-肾上腺功能低下，免疫相关性垂体炎可能性大。①建议完善性激素全项。②记出入量，必要时口服醋酸去氨加压素治疗。③完善垂体平扫＋强化核磁。④继续甲泼尼龙80mg激素治疗。2022年6月23日天津医科大学总医院风湿免疫科会诊，建议完善体液免疫指标检测，明确是否有免疫性肌炎。

（2）治疗：暂停帕博利珠单抗/安慰剂给药；甲泼尼龙80mg qd，免疫球蛋白20g qd（2022年6月24日至2022年6月28日）冲击治疗；托伐普坦、静脉补充浓氯化钠治疗低钠血症；口服左甲状腺素补充甲状腺素；口服醋酸去氨加压素减少尿量；余对症止吐、镇痛、营养支持治疗。

（3）治疗后评估：经激素、免疫球蛋白治疗，补纳、补充甲状腺素、补充去氨加压素等治疗后，患者肌酶明显下降，乏力好转，但低钠、头痛等症状无明显好转，眼睑下垂加重（图3-11～图3-12）。

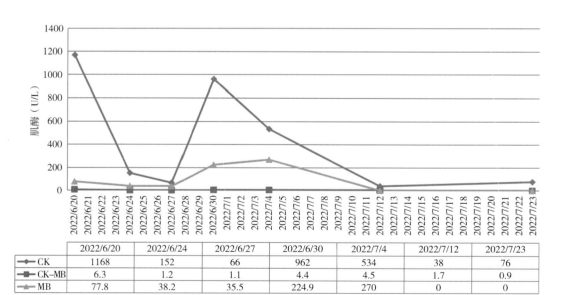

	2022/6/20	2022/6/24	2022/6/27	2022/6/30	2022/7/4	2022/7/12	2022/7/23
◆ CK	1168	152	66	962	534	38	76
■ CK-MB	6.3	1.2	1.1	4.4	4.5	1.7	0.9
▲ MB	77.8	38.2	35.5	224.9	270	0	0

图3-11　治疗中肌酶变化水平

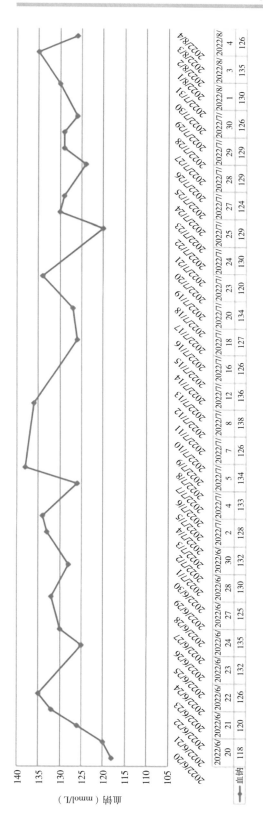

图3-12 治疗中血钠变化水平

（4）依会诊意见完善垂体强化MRI：①鞍区异常信号影，累及双侧海绵窦及颈内动脉，不除外恶性，请结合临床及其他检查。②双侧蝶窦炎（图3-13）。

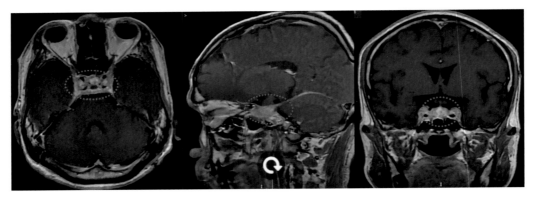

图3-13　垂体强化MRI

6．再次MDT

（1）会诊意见：2022年6月30日天津医科大学总医院内分泌科会诊，考虑患者垂体功能异常的原因可能有以下两点。①不除外垂体炎，考虑可能与免疫治疗相关。②不除外恶性肿瘤（累及神经垂体）。建议多学科会诊，完善垂体穿刺，明确病变性质。2022年7月1日天津市肿瘤医院脑系肿瘤科会诊：可行肿物活检。

（2）明确诊断：2022年7月11日天津肿瘤医院脑系肿瘤科行单鼻孔入路鞍区肿物活检术。2022年7月11日术中冷冻病理：考虑转移性癌。2022年7月14日术后病理显示（蝶窦鞍区）转移性癌，免疫组化支持鳞状细胞癌伴部分肿瘤细胞神经内分泌分化，请结合临床；CK-pan（＋），EMA（＋），Vimentin（－），LCA（－），P40（部分＋），P63（部分＋），CK8/18（部分＋），CEA（部分＋），Syn（部分＋），CgA（部分＋），CD56（部分＋），Ki-67（热区70%＋），GFAP（－），S-100（－），NF（－）（图3-14）。

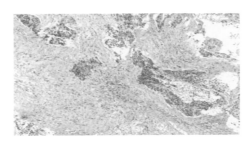

图3-14　垂体活检病理

（3）后续治疗：2022年7月18日开始垂体转移瘤放疗，处方剂量为PGTV 3750cGy/15F，危及器官受量均在可接受范围内（图3-15～图3-16）。

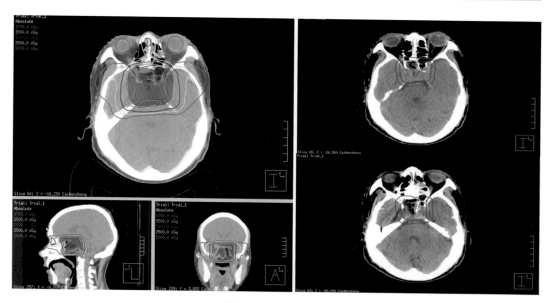

图3-15　放疗靶区

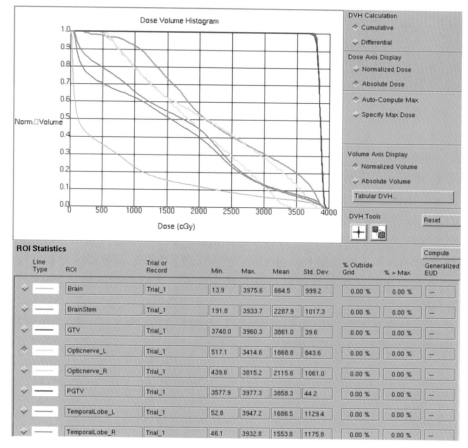

图3-16　放疗DVH图

（4）治疗后评估：患者放疗结束后头痛、恶心、呕吐、多尿较入院时好转，仍有双眼睑下垂。2022年8月29日于当地医院行1周期EP方案化疗。2022年9月底患者出现鼻腔出血，考虑与转移瘤相关，第2周期化疗延迟至今。2022年11月对患者进行电话随访，目前已停用去氨加压素、甲状腺素等药物，多尿、乏力、头痛症状好转，仍有双侧眼睑下垂。头颅磁共振检查提示患者带瘤生存，OS 12个月。2022年11月5日复查头颅MRI：①蝶鞍区及蝶窦区、蝶骨及枕骨斜坡异常信号范围稍增大，包绕右侧颈内动脉破裂孔段及海绵窦段（转移性病变可能）。②右额叶小片T2及DWI序列稍高信号，病灶体积较前片稍大，考虑转移性病变可能。③新发右额顶异常信号，建议MRI增强扫描（图3-17）。复查甲状腺功能、电解质、肌酶、激素相关指标均未见明显异常。2022年11月12日患者出现左上肢无力。

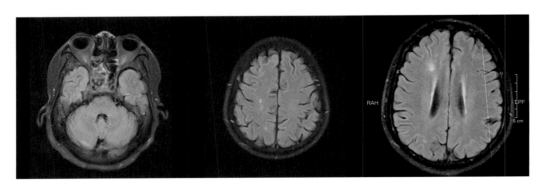

图3-17 复查头颅MRI

（三）病例小结

患者食管癌（食管鳞状细胞癌，cT3N3M0，ⅣA期）诊断明确，2021年12月开始放化疗联合临床试验药物治疗。患者临床试验药物治疗期间出现头痛、右侧眼球活动受限、乏力、多尿等症状。使用激素、免疫球蛋白、补充电解质等对症处理后，患者上述症状无明显缓解。2022年6月29日行垂体磁共振检查提示：鞍区异常信号影，累及双侧海绵窦及颈内动脉，不除外恶性。2022年7月11日行单鼻孔入路鞍区肿物活检术，术后病理提示：（蝶窦鞍区）恶性肿瘤，倾向转移性癌。术后行垂体转移灶放疗，PGTV 3750cGy/15F。

患者于2022年7月14日因疾病进展出组，2022年8月29日行1周期EP方案化疗。现患者带瘤生存，持续随访中（图3-18）。

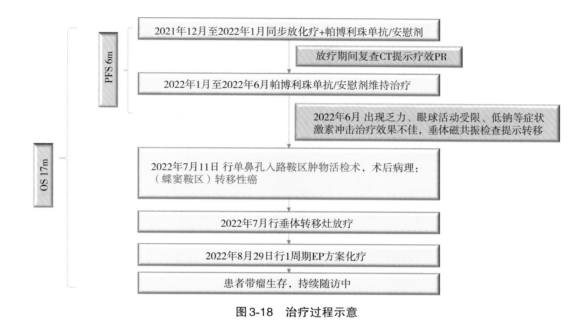

图3-18 治疗过程示意

四、点评

（一）导师点评（章文成）

该病例为局部晚期不可手术食管鳞癌的典型病例。《2022年NCCN指南》及《2022 CSCO食管癌诊疗指南》均推荐根治性同步放化疗治疗是不可手术切除局部晚期食管癌患者的一线标准治疗方式，但有近一半的患者会出现局部复发或远处转移。多个Ⅰ～Ⅱ期的临床研究结果表明，放化疗联合免疫治疗的安全性良好，不良反应处于安全范围内。该患者符合KEYNOTE-975试验的入选标准，因此，接受了同步放化疗联合PD-1抗体/安慰剂的药物治疗，患者原发灶及区域淋巴结控制良好。

然而，患者在临床试验药物维持治疗期间，出现了低钠、多尿、头痛、眼球活动受限症状，垂体磁共振检查提示鞍区增厚，经激素冲击治疗效果不佳。经垂体肿物活检，证实患者为垂体转移。但根据现有的检查结果，并不能完全排除免疫检查点抑制剂相关性垂体炎。食管癌垂体转移非常罕见，患者出现垂体转移，肿瘤侵犯海绵窦，出现脑神经症状，此时需要考虑肿瘤转移的可能。

（二）专家点评（樊锐太）

Q1. 该患者作为不可切除局部晚期食管癌患者，一线治疗接受了根治性同步放化疗＋免疫治疗/安慰剂，治疗效果达PR。你如何评价这一治疗组合的治疗效果和安全性？目前，在食管癌领域，免疫联合同步放化疗方案已取得哪些进展？

放免联合在食管癌治疗领域已有多项探索性研究取得初步成果，从现有的一些研究结果看，疗效可观，安全性可控。在局部晚期不可切除的食管癌领域，多项Ⅲ期同步放化免联合的临床研究，如ESCORT-CRT，RATIONALE 311等研究结果也将于近期发布，将进一步为同步放化免联合治疗提供更多的循证医学证据。

Q2. 垂体是食管癌的罕见转移部位，但该病例患者病程中出现垂体转移瘤，因转移瘤位置特殊，患者诊疗过程曲折。确诊后行针对转移瘤的放疗和化疗，患者带瘤生存，OS达12个月。这一曲折为我们食管癌临床诊疗实践带来哪些警醒和启示？

垂体转移瘤在食管癌的诊疗过程中较为罕见，该病例经病理证实为食管鳞癌垂体转移。在食管癌的诊疗过程中提醒临床工作者，应警惕罕见部位转移瘤的可能性，而在免疫治疗时代，免疫医疗所带来的毒副作用亦是多种多样。因此，积极地通过多学科会诊及多种诊断检测手段对转移瘤及免疫不良反应加以鉴别诊断尤显重要。

Q3. 免疫治疗在食管癌领域的应用得到积极探索，近年来取得显著成绩，但前进中不可避免会有波折。您认为放疗联合免疫治疗在食管癌领域的应用前景如何？我们还应做哪些方向的探索？

放免联合治疗在食管癌领域前景广阔，未来可能彻底改变不可手术局部晚期食管癌的治疗决策。未来的研究，可在放化免联合下食管癌的靶区范围、分割方式、放疗剂量、疗效预测生物标志物的筛选等领域进一步探索。

Q4. 请您对这一病例进行概括性的点评与总结。

该病例在食管癌放化疗后出现罕见部位垂体转移，后经穿刺活检病理证实为转移瘤，体现了该医疗团队高超的诊断技术，后给予垂体转移瘤局部放疗，患者OS达一年以上，总结来说，该病例诊断及时，治疗合理有效，是一例治疗成功的晚期食管癌病例。

（三）主编总评（惠周光）

该病例是一例初诊不可手术的局部晚期胸下段食管癌患者，接受同步放化疗及后续卡瑞利珠单抗巩固免疫治疗，后出现垂体转移，并经垂体转移灶放疗后获得疾病控制的病例。

患者初诊为不可手术的局部晚期胸下段食管癌，按照指南，这类患者应该进行标准的根治性同步放化疗。然而，即使是接受目前标准的同步放化疗治疗，其2年局部控制率仅为38%～55%，约70%的患者会出现局部区域复发或者远处转移，5年的总生存率仅为20%，实际上仍达不到理想的水平。此外，必须注意到该例患者存在大量广泛的淋巴结转移，向上至下颈淋巴引流区、向下贴近腹主动脉旁淋巴结引流区（胰腺上方），且转移淋巴结数目较多，存在极高的远处转移风险。因此，常规的同步放化疗可能并非最佳的首诊治疗方案。

目前，免疫治疗已成为晚期食管癌治疗的一线方案。CheckMate-648、

KEYNOTE-590等研究均显示在晚期食管癌中，加入免疫治疗可以显著改善患者的OS。尽管目前在局部晚期食管癌中，尚无免疫治疗联合放化疗的证据，但已有很多临床研究正在进行，如RATIONALE 311、KEYNOTE-975和SHR-1210-Ⅲ-323等研究。一些早期的研究也报道了初步的研究结果，其中就包括了天津医科大学肿瘤医院的研究，其纳入了20例局部晚期不可手术食管鳞癌患者，接受同步放化疗及巩固卡瑞利珠单抗免疫治疗，结果显示12个月和24个月的OS率分别为85.0%和69.6%，PFS率分别为80.0%和65.0%，取得了较好的结果。据此，章文成教授团队建议该患者加入KETNOTE-975研究，接受根治性同步放化疗及巩固帕博利珠单抗免疫治疗。该治疗策略属于目前最前沿、疗效最佳的治疗策略。最终该患者的原发灶及区域淋巴结取得了很好的局部控制。

但不幸的是，患者在第6个周期巩固免疫治疗时，出现了头痛及眼球活动受限，在颅脑CT及MRI均未发现肿瘤的情况下，患者遇到了一个极为罕见，且"不可思议"的难题，即颅底转移和免疫性垂体炎/肌炎的鉴别。从发生率来说，免疫性垂体炎/肌炎的发生率较垂体转移更常见，且患者的确存在一系列垂体轴激素水平的异常。在MRI等影像学未见肿瘤证据的情况下，初步诊断为垂体炎无可厚非。章文成教授团队及所在的医疗中心有着丰富的免疫性不良反应的处理经验，当患者使用激素治疗后，眼球活动受限等症状未减轻时，马上考虑到可能并非免疫相关不良反应，而是存在垂体转移的风险，并给予复查MRI及穿刺，最终得以确诊。总体并未延误患者的病情，患者在接受局部放疗后，肿瘤相关占位效应也得到了改善。

（张　天　章文成）

参 考 文 献

［1］CHEN Y，YE J，ZHU Z，et al. Comparing paclitaxel plus fluorouracil versus cisplatin plus fluorouracil in chemoradiotherapy for locally advanced esophageal squamous cell cancer：a randomized，multicenter，phase Ⅲ clinical trial［J］. J Clin Oncol，2019，37：1695-1703.

［2］ZHU H，RIVIN DEL CAMPO E，YE J，et al. Involved-field irradiation in definitive chemoradiotherapy for locoregional esophageal squamous cell carcinoma：results from the ESO-Shanghai 1 trial［J］. Int J Radiat Oncol Biol Phys，2021，110：1396-1406.

［3］XU R-H，LUO H，LU J，et al. ESCORT-1st：a randomized，double-blind，placebo-controlled，phase 3 trial of camrelizumab plus chemotherapy versus chemotherapy in patients with untreated advanced or metastatic esophageal squamous cell carcinoma（ESCC）［J］. Journal of Clinical Oncology，2021，39：4000.

［4］KATO K，SHAH MA，ENZINGER P，et al. KEYNOTE-590：Phase Ⅲ study of first-line chemotherapy with or without pembrolizumab for advanced esophageal cancer［J］. Future Oncol，2019，15：1057-1066.

［5］ZHANG W，YAN C，GAO X，et al. Safety and feasibility of radiotherapy plus camrelizumab for locally advanced esophageal squamous cell carcinoma［J］. Oncologist，2021，26：e1110-e1124.

［6］ZHANG W，YAN C，ZHANG T，et al. Addition of camrelizumab to docetaxel，cisplatin，and radiation therapy in patients with locally advanced esophageal squamous cell carcinoma：a phase 1b study

［J］. Oncoimmunology，2021，10：1971418.

［7］SHAH MA，BENNOUNA J，DOI T，et al. KEYNOTE-975 study design：a Phase Ⅲ study of definitive chemoradiotherapy plus pembrolizumab in patients with esophageal carcinoma［J］. Future Oncol，2021，17：1143-1153.

病例4　免疫联合化疗同步放疗治疗局晚不可切食管癌

一、病例摘要

患者，男性，58岁，主因"发现右颈肿物1月余"于2019年2月入院。

（一）现病史

患者于入院前1个月无意中发现右下颈一肿物，直径约1.5cm，无疼痛，无畏冷、发热、盗汗，无咳嗽、咳痰，无吞咽困难、恶心、呕吐等不适。患者未进行特殊处理。随后右颈肿物逐渐增大，仍无特殊不适，遂于当地医院行右颈淋巴结穿刺，病理送我院会诊：（右颈穿刺）转移性鳞状细胞癌。IHC（天津市肿瘤医院）：CK（＋），P63（＋），P40（＋），Ki67（70%＋），CK7（－），CK20（－），CD3（－），CD20（－）；ISH（天津市肿瘤医院）：EBER（－）。

（二）既往史、个人史及家族史

既往体健，个人史及家族史无特殊。

（三）体格检查

ECOG 1分；右锁上可触及一肿大淋巴结，直径约2cm，余浅表淋巴结（－），心、肺、腹（－）。

（四）辅助检查

1. PET-CT：右侧下颈、颈后三角区、锁区、纵隔内气管右旁、胃左动脉区多发结节，PET显像可见异常放射性浓聚（SUV值11.4），考虑为恶性，淋巴结转移可能性大；食管下段形态可，PET显像平第9胸椎水平可见放射性浓聚，提示代谢增高（SUV值3.5），请结合胃镜检查。

2. 胃镜：食管多灶性黏膜IPCL异常，并局部粗糙增厚，性质待查；胃底穹隆部饱满，建议影像学检查协诊。

3. 病理＋免疫组化：鳞状细胞癌；CK8/18（＋），CK5/6（＋），Syn（－），P63（＋）。

4. 超声内镜：距门齿29～38cm食管可见散在多灶性黏膜粗糙糜烂，病变处食管超声前二层层次结构消失、增厚。

5. 食管X线钡餐：食管中下段管腔狭窄，伴充盈缺损，范围约12.7cm（图4-1）。

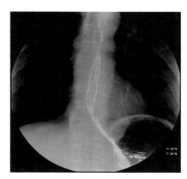

图4-1　食管X线钡餐

6. 胸腹增强CT：食管中下段管壁增厚，增强后不均匀强化，管腔狭窄。纵隔内气管右旁见结节影，短径约1.8cm；右肺上叶粟粒影，左肺尖近胸膜处磨玻璃密度结节影，左肺上叶及右肺中叶多发条索。双侧胸膜无增厚，双侧胸腔未见积液（图4-2）。

7. PET-CT：右侧下颈、颈后三角区、锁区、纵隔内气管右旁、胃左动脉区多发结节，PET可见异常放射性浓聚，考虑为恶性，淋巴结转移可能性大。甲状腺密度欠均，PET显像未见明显放射性浓聚，提示代谢较低，请结合超声及甲状腺功能检查。食管下段形态可，PET显像平第9胸椎水平可见放射性浓聚，提示代谢增高，请结合胃镜检查。双肺多发小结节，PET显现未见明显放射性浓聚，考虑为炎性肉芽肿性病变可能性大，观察。余全身PET代谢显像及CT显像未见明显恶性征象（图4-3）。

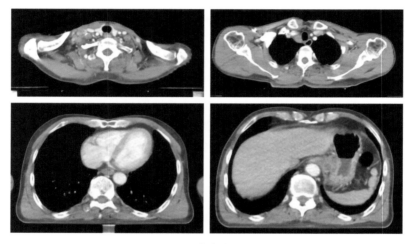

图4-2　胸腹增强CT

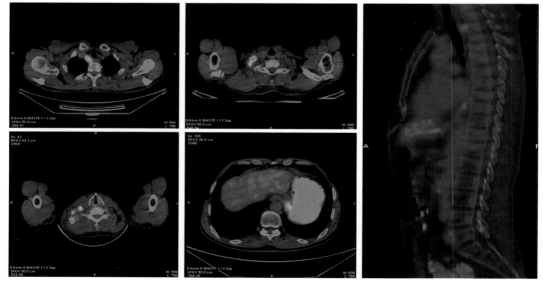

图4-3　PET-CT

（五）分期与诊断

1．分期：cT1N3M0 ⅣA期（AJCC第八版）

（1）原发灶：食管胸下段鳞状细胞癌。

（2）区域淋巴结：纵隔淋巴结转移（右颈、右锁上、2区、胃左区）。

2．诊断：食管胸下段鳞状细胞癌cT1N3M0 ⅣA期。

二、诊疗依据

系统治疗方案循证依据

1．指南推荐：对于局部晚期食管鳞癌患者一线治疗，《2019年NCCN指南》推荐同步放化疗，根据RTOG 8501研究，同步放化疗疗效优于单纯放疗。

2．放疗方案循证依据

（1）作用机制：放疗联合免疫治疗时，放疗可以导致原位疫苗效应，促进肿瘤抗原释放从而激活抗原提呈细胞；还可以改善肿瘤免疫微环境，促使免疫荒漠型肿瘤向免疫炎症型转变。

（2）免疫治疗在晚期食管鳞癌一线治疗、二线治疗中都取得阳性结果，放化疗和免疫治疗联合机制上具有协同效应，该患者入组同步放化疗联合卡瑞利珠单抗治疗，以求进一步提高治疗效果。

三、诊疗过程

（一）诊疗与评价1

1．放疗同步免疫联合化疗

（1）胸部放疗：处方剂量DT为PGTV 6000cGy/30F，PTV 5400cGy/30F。GTV包括肿瘤病变，GTVnd包括右颈、右锁上、2R、胃左转移淋巴结，PGTVnd在GTV、GTVnd基础上外扩5mm，CTV在GTV、GTVnd基础上食管上下外放1cm，余均匀外扩6mm，并包括右颈部、右锁上、2区、4区及食管旁、胃左淋巴引流区，并不超过解剖学边界。PTV在CTV基础上均匀外扩5mm（图4-4）。危及器官受量：脊髓Dmax 3754.5cGy；肺MLD＝1215cGy，V20＝20%，V30＝12%；心脏V30＝51%，V40＝33%（图4-5）。

（2）4周期化疗：多西他赛40mg d1＋顺铂40mg d1，qw。

（3）2周期免疫：SHR-1210（卡瑞利珠单抗）200mg q2w。

2．疗效评价：疗效评价PR。治疗前、中胸部CT对比见图4-6。

（二）诊疗与评价2

1．治疗方案：采用免疫维持治疗方案，卡瑞利珠单抗200mg d1 q3w，免疫单药维持治疗13周期。

2．疗效评价：PR（图4-7）。

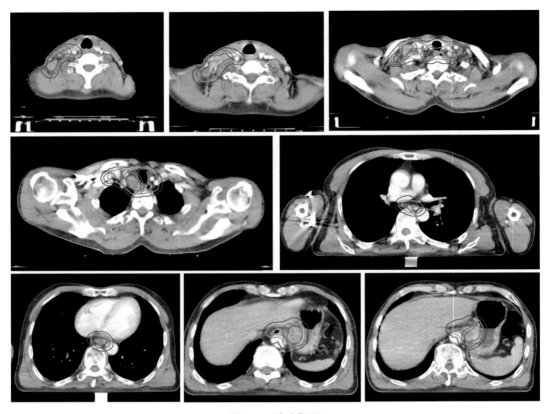

图4-4 放疗靶区

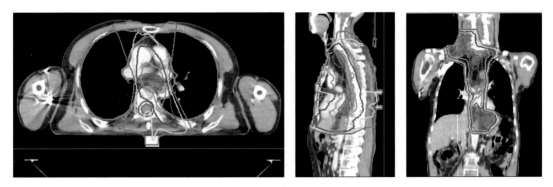

图4-5 放疗计划

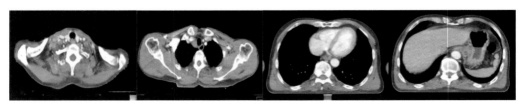

A

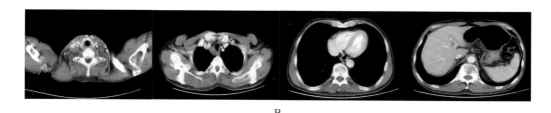

B

图4-6　治疗前、中胸部CT对比

注：A.治疗前　B.治疗中。

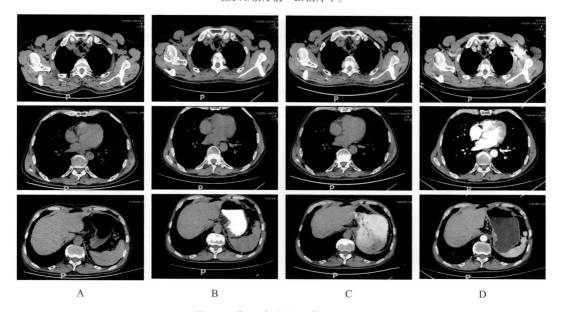

A　　　　　　　　　B　　　　　　　　　C　　　　　　　　　D

图4-7　靶区内病灶用药前后对比

注：A.治疗前；B.治疗1个月；C.治疗3个月；D.治疗结束。

（三）诊疗与评价3

1. 诊断：2021年1月底患者无明显诱因再次出现吞咽困难。2021年2月25日与2020年10月30日胸腹部CT比较，食管下段、贲门、胃底、胃体小弯侧管壁增厚加重，贲门周围及肝胃韧带区部分结节较前增大；腹膜后部分淋巴结较前略增大（图4-8）。

2. 治疗方案：2021年3月9日至2021年5月12日进行4周期化疗，白蛋白紫杉醇300mg d1＋卡铂400mg d1；2021年6月2—23日进行2周期免疫联合化疗，卡瑞利珠单抗200mg d1＋白蛋白紫杉醇300mg d1＋卡铂400mg d1。

3. 疗效评价：PD（图4-9）。

（四）诊疗与评价4

1. 治疗方案：2021年7月29日行A-SHR6390 125mg、B-SHR6390 25mg d1～d21，q4w，出现血小板4度减少；2021年8月24日至2021年11月18日行4周期A-SHR6390 125mg d1～d21；免疫维持治疗方案为卡瑞利珠单抗200mg d1 q3w，免疫单药维持治疗13周期。

2. 疗效评价：PD（图4-10）。2022年3月患者因疾病进展死亡。

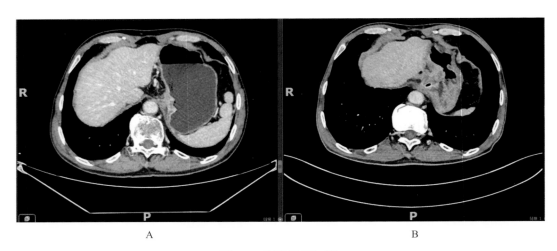

图4-8 胸腹部CT对比

注：A. 2020年10月；B. 2021年2月。

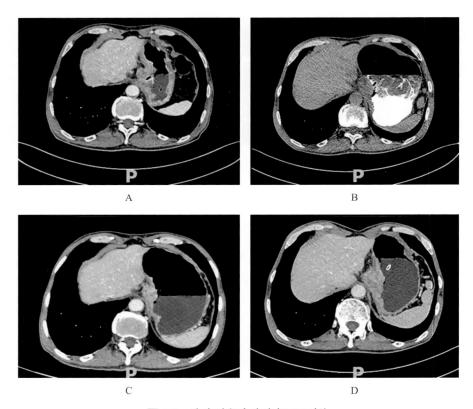

图4-9 治疗过程中胸腹部CT对比

注：A. 2021年2月25日；B. 2021年4月2日；C. 2021年5月27日；D. 2021年7月26日。

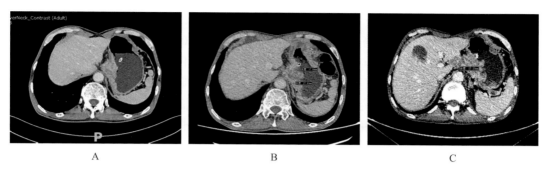

图4-10　治疗过程中胸腹部CT对比

注：A. 2021年7月26日；B. 2021年10月21日；C. 2022年1月1日。

（五）病例小结

患者为局部晚期不可手术的食管鳞状细胞癌（cT1N3M0 ⅣA期），一线加入临床研究，行放化疗联合SHR-1210（卡瑞利珠单抗）免疫治疗，后续行免疫维持治疗。患者进食哽噎症状较前缓解，疗效评价PR，未发生严重的治疗相关不良反应。患者免疫维持治疗后1年余再次出现进食哽噎，行TP方案化疗共4周期及TP方案化疗联合卡瑞利珠单抗治疗2周期后，疗效评估为PD。随后患者筛选进入临床研究，接受CDK4/6抑制剂（SHR6390）单药治疗，主要不良反应为血小板减少，疗效评价为PD，最终患者因疾病进展死亡（图4-11）。

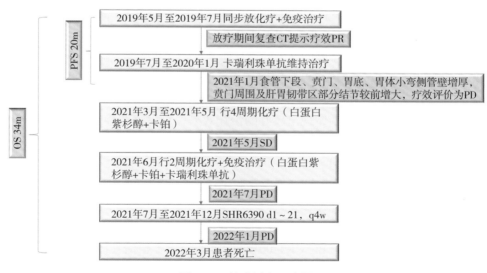

图4-11　治疗过程示意图

四、点评

（一）导师点评（章文成）

中国为食管癌高发国家，发病率与死亡率分别为21.62/10万和16.25/10万。据全国流行病调查资料显示，食管癌的发病率居第6位，死亡率居第4位。中国食管癌患者95%为鳞癌，而欧美鳞癌仅占30%～40%。目前，《2022年NCCN指南》和《2022 CSCO食管癌诊疗指南》均推荐根治性同步放化疗治疗为不可手术切除局部晚期食管癌患者的一线标准治疗方式，但有近一半的受试者会出现局部复发或远处转移。

多个Ⅰ～Ⅱ期的临床研究结果表明，放化疗联合免疫治疗的安全性良好，不良反应处于安全范围内。针对局部晚期不可手术食管癌患者，目前有多个同步放化疗联合免疫治疗的大型Ⅲ期多中心临床研究正在开展，包括RATIONALE 311、KEYNOTE-975和SHR-1210-Ⅲ-323等。以上临床研究的设计基本思路类似，均是纳入局部晚期不可手术食管癌患者，随机分为2组（同步放化疗联合免疫治疗和同步放化疗联合安慰剂）。期待以上研究的结果能为局部晚期不可手术食管癌的治疗提供新的突破。

目前，对食管癌接受免疫治疗后进展的患者，没有标准的治疗方案。多个研究结果表明，CCND1扩增的患者可能更容易对免疫治疗耐药。因此，我们开展了SHR6390（CDK4/6抑制剂）和法米替尼用于经PD-1单抗治疗进展后的CCND1基因扩增型食管鳞癌治疗的探索性临床研究。尽管该患者对CDK4/6抑制剂的疗效并未达到预期效果，但免疫治疗后进展的食管癌患者的治疗仍然值得我们进一步探究。

（二）专家点评（樊锐太）

该病例是一位中年男性食管癌患者，临床诊断为下段食管鳞癌，cT1N3M0，ⅣA期。诊断分期明确后，入组临床研究，放化免同步治疗序贯免疫联合阿帕替尼巩固治疗。放免联合在食管癌治疗领域已有多项探索性研究取得初步成果，从现有的一些研究结果来看，疗效可观，安全性可控。在局部晚期不可切除的食管癌领域，多项Ⅲ期同步放化免联合的临床研究，如ESCORT-CRT，RATIONALE311等研究结果也将于近期发布，将进一步为同步放化免联合治疗提供更多的循证医学证据。该患者于后续复发后，给予紫杉醇联合铂类化疗，疗效评价SD，6周期后PD。三线治疗入组SHR6390联合法米替尼的临床研究，疗效评价PD，患者于2022年3月死亡。总体来说，该病例体现了临床研究的创新性，并且在治疗初期体现出较好的治疗效果，总生存期接近3年，是一例治疗较为成功的病例。

（三）主编总评（惠周光）

该例患者确诊为食管胸下段鳞癌累及黏膜下层，右下颈、纵隔、胃左区多发淋巴结转移，分期cT1N3M0（ⅣA期）。

该患者淋巴结转移数目多、区域广，手术创伤大、难度高，评估不适宜手术。入组放化疗联合免疫的临床试验。EC-CRT-001试验近期报道了根治性同步放化疗联合免疫治疗具有满意的生存期（1年OS为78.4%）和良好的安全性，但1年PFS为54.5%，似乎较同步放化疗PFS无明显提升。对于晚期食管鳞癌，卡瑞利珠单抗联合阿帕替尼显示出良好的疗效和安全性。而该患者在接受同步放化免联合治疗后，维持期创新性采用卡瑞利珠单抗联合阿帕替尼进一步增强疗效。放化免期间疗中评估PR，维持治疗至2020年1月，其间可见病灶继续缩小。

2021年1月局部区域复发后二线化免再次进展。治疗团队对患者进行基因检测发现CCND1突变。近期发表于*Cancer Cell*上的食管鳞癌基因分型中，细胞周期信号激活（CCA）型以CCND1突变为特征，具有更晚的临床分期和更多淋巴结转移数，且可被CDK4/6抑制剂有效控制。治疗团队分析临床试验数据，发现CCND1突变患者PFS更差，从临床角度验证了新基因分型的价值。治疗团队创新性应用CDK4/6抑制剂A-SHR6390作为三线治疗，2021年7—9月实现疾病控制，2021年11月出现进展，该患者最终死于疾病进展。

对于局部晚期不可手术食管癌，根治性放化疗联合免疫治疗的研究正在如火如荼地开展，然而，从已报道的有限结果来看，在放化免的基础上进一步改善疗效仍十分必要，但如何合理联合其他治疗尚无定论。天津医科大学附属肿瘤医院创新性地开展了临床研究，在免疫治疗联合放化疗的基础上，合理借鉴晚期食管癌治疗研究成果，探索联合靶向治疗的可行性，相信将来相关研究结果的报道能更好地指导局部晚期食管癌放免联合的临床应用。

近期，新基因分型的提出打开了食管鳞癌基因指导个体化治疗的大门。然而，由于该领域刚刚起步，相应的个体化治疗手段仍需探索。该病例是基于基因分型的个体化治疗的探索性尝试，且实现了一定的疾病控制，积累了宝贵的经验。未来针对不同基因分型的治疗研究将是食管鳞癌的研究热点。随着不同分型患者个体化治疗手段的日益成熟，相信将进一步提升食管鳞癌患者的疾病控制和延长生存周期。

（张　天　章文成）

参 考 文 献

［1］ ZHU Y，WEN J，LI Q，et al. Toripalimab combined with definitive chemoradiotherapy in locally advanced oesophageal squamous cell carcinoma（EC-CRT-001）：a single-arm，phase 2 trial［J］. Lancet Oncol，2023，24（4）：371-382.

［2］ MENG X，WU T，HONG Y，et al. Camrelizumab plus apatinib as second-line treatment for advanced oesophageal squamous cell carcinoma（CAP 02）：a single-arm，open-label，phase 2 trial［J］. Lancet Gastroenterol Hepatol，2022，7（3）：245-253.

［3］ LIU Z，ZHAO Y，KONG P，et al. Integrated multi-omics profiling yields a clinically relevant molecular classification for esophageal squamous cell carcinoma［J］. Cancer Cell，2023，41（1）：181-195，e189.

［4］ CHEN Y，YE J，ZHU Z，et al. Comparing paclitaxel plus fluorouracil versus cisplatin plus fluorouracil in chemoradiotherapy for locally advanced esophageal squamous cell cancer：a randomized，multicenter，phase Ⅲ clinical trial［J］. J Clin Oncol，2019，37：1695-1703.

［5］ LI M，ZHANG X，ZHAO F，et al. Involved-field radiotherapy for esophageal squamous cell carcinoma：theory and practice［J］. Radiat Oncol，2016，11：18.

［6］ LYU J，YISIKANDAER A，LI T，et al. Comparison between the effects of elective nodal irradiation and involved-field irradiation on long-term survival in thoracic esophageal squamous cell carcinoma patients：a prospective，multicenter，randomized，controlled study in China［J］. Cancer Med，2020，9：7460-7468.

［7］ZHU H，RIVIN DEL CAMPO E，YE J，et al. Involved-field irradiation in definitive chemoradio-
therapy for locoregional esophageal squamous cell carcinoma：results from the ESO-Shanghai 1 trial
［J］. Int J Radiat Oncol Biol Phys，2021，110：1396-1406.

［8］SUN JM，SHEN L，SHAH MA，et al. Pembrolizumab plus chemotherapy versus chemotherapy
alone for first-line treatment of advanced oesophageal cancer（KEYNOTE-590）：a randomised，pla-
cebo-controlled，phase 3 study［J］. Lancet，2021，398：759-771.

［9］LUO H，LU J，BAI Y，et al. Effect of camrelizumab vs placebo added to chemotherapy on survival
and progression-free survival in patients with advanced or metastatic esophageal squamous cell carcino-
ma：the ESCORT-1st randomized clinical trial［J］. JAMA，2021，326：916-925.

［10］ZHANG W，YAN C，ZHANG T，et al. Addition of camrelizumab to docetaxel，cisplatin，and
radiation therapy in patients with locally advanced esophageal squamous cell carcinoma：a phase 1b
study［J］. Oncoimmunology，2021，10：1971418.

［11］ZHANG W，YAN C，GAO X，et al. Safety and feasibility of radiotherapy plus camrelizumab for
locally advanced esophageal squamous cell carcinoma［J］. Oncologist，2021，26：e1110-e1124.

病例5　化疗联合免疫后同步放化疗治疗局部晚期不可切食管癌

一、病例摘要

患者，男性，64岁，主因"确诊食管癌6月余，多程化疗后"于2021年11月入院。

（一）现病史

6月余前，患者因"上腹部疼痛2个月"于当地医院行胃镜检查，检查结果如下。食管：距门齿26cm处见黏膜隆起发红，血管消失。胃：萎缩性胃炎。病理检查提示：食管高级别鳞状上皮内瘤变（原位鳞状细胞癌），局部疑有浸润。病程中，患者有上腹部疼痛症状，NRS 5～6分，服用"阿片类"药物镇痛治疗，无吞咽困难、进食梗阻、声音嘶哑，无反酸、嗳气、恶心呕吐、便血，无畏寒、发热、咳嗽、咳痰等不适。之后于外院胸外科就诊，完善胸腹部增强CT示：食管下段管壁明显增厚，增强后持续强化，考虑为肿瘤可能；食管中段管壁可疑稍增厚，增强后强化欠均匀。肝胃韧带、腹腔干周围增多肿大淋巴结显示（较大者短径约2.0cm），考虑为转移可能性大，腹腔干包绕其中管腔粗细不均。骨扫描及头MRI未见异常。因患者CT示肝胃韧带、腹腔干周围增多肿大淋巴结包绕，外科评估手术困难，故建议新辅助治疗后评估。于2021年5月和6月行TP（紫杉醇＋顺铂）方案2周期（具体不详），2周期后上腹部疼痛较前明显缓解，影像学疗效评估SD（缩小趋势）。后于2021年7—10月调整为TP＋卡瑞利珠单抗继续执行4周期，执行至第5周期时出现Ⅳ度骨髓抑制，故于第6周期减量执行。2021年10月19日复查上腹部CT示：（1）贲门壁稍增厚；（2）肝胃韧带、腹腔干周围肿大淋巴结伴钙化，较前缩小（较大者短径约1.5cm），6程治疗后疗效评估PR。现患者偶感上腹部不适，NRS 1分，但入院前1周阵发性发热、最高体温39℃，自服莫西沙星稍好转，但发热症状仍持续反复，同时伴咳嗽，白色泡沫样痰，无吞咽困难、进食梗阻，无反酸、嗳气、恶心呕吐，无畏寒、发热，无胸闷、气促等不适。今为求进一步检查治疗，以"食管恶性肿瘤"收住入院。患者自发病以来，睡眠、饮食正常，大小便正常，体重未见明显减轻。

（二）既往史、个人史及家族史

既往体健，吸烟史30余年，约20支/日，吸烟指数600，已戒烟5年；无饮酒史。10余年前有胃出血病史，内科保守治疗后好转，胃出血治疗中有输血史（具体不详）。其父亲患有食管癌。其余无特殊病史。

（三）体格检查

身高150cm，体重38kg，KPS 80分。消瘦体型，全身浅表淋巴结未扪及肿大。胸廓对称。胸骨无压痛，语颤正常，无胸膜摩擦感，双肺叩诊呈清音，双肺呼吸音清晰，左下肺深呼吸时闻及少量湿啰音。心前区无隆起，心尖搏动正常，心率64次/分，心律齐，心音正常，各瓣膜听诊区未闻及病理性杂音。腹部外形正常，未见胃、肠型及异常蠕动波。腹壁静脉无曲张，腹软无肌紧张，无压痛及反跳痛，未扪及包块。肝脾未满意扪及，肝肾区无叩痛，移动性浊音阴性。肢体未见明显异常，无杵状指、趾。

（四）辅助检查

1. 初诊胃镜：食管距门齿26cm见黏膜隆起发红，血管消失，萎缩性胃炎。病理提示：食管高级别鳞状上皮内瘤变（原位鳞状细胞癌），局部疑有浸润。

2. 初诊CT：食管下段管壁明显增厚，增强后持续强化，考虑为肿瘤可能；食管中段管壁可疑稍增厚，增强后强化欠均匀。部分纵隔淋巴结肿大。肝胃韧带、腹腔干周围增多肿大淋巴结显示（较大者短径约2.0cm），考虑为转移可能性大，腹腔干包绕其中管腔粗细不均（图5-1）。

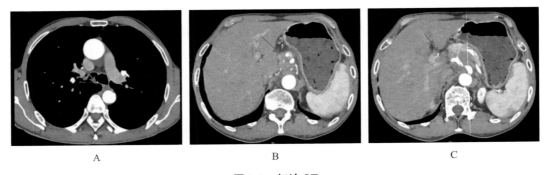

图5-1 初诊CT

注：A.食管病灶；B.肝胃间隙淋巴结；C.腹腔干周围淋巴结。

3. 骨扫描：全身骨代谢未见异常。

4. 头部MRI：双侧侧脑室旁缺血性病灶，余未见明显异常。

5. 复查胃镜：食管中段黏膜稍充血发红，全食管碘染后观察距门齿26～30cm可见片状不染区，边界清楚，予以活检，并在其上下边界处分别予以一枚可旋转重复开闭软组织夹定位，距门齿约20cm可见小片淡染区，边界较清，予以活检。贲门开闭良好，环形齿状线清楚，局部黏膜稍肿胀，镜身通过无阻力（图5-2）。

6. 病理：食管中段（距门齿26～30cm）恶性肿瘤，结合免疫组化结果符合鳞状细胞癌。免疫组化结果：p63（＋），P40（＋），CK7（－），CEA（＋），LCA（－），Ki-67（30%＋）。食管上段（距门齿20cm）鳞状上皮增生伴轻度异型（图5-3）。

7. 复查CT：①腹段食管、贲门处管壁增厚，较厚处约1.0cm，累及长度约3.3cm，增强扫描见不均匀强化，相应管腔稍狭窄。考虑食管癌可能，请结合临床及内镜检查。②肝胃间隙及腹膜后见多个淋巴结肿大（较大者约2.3cm×1.5cm），相互融合，部分伴钙化灶，包绕邻近腹腔干，考虑淋巴结转移可能。③右肺上叶后段、下叶背段结节，性

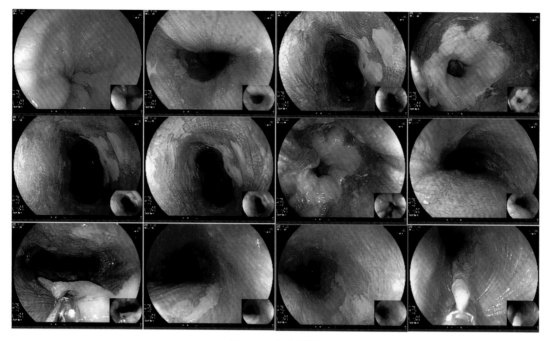

图5-2　复查胃镜

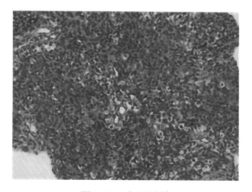

图5-3　病理活检

质待定。右肺中叶、双肺下叶多发斑片、结节，炎症（图5-4）。

8. 食管造影：食管黏膜完整，未见狭窄、扩张、充盈缺损。

9. 血常规：白细胞计数、中性粒细胞比值正常，CRP、PCT无明显异常。TORCH、流感病毒及新型冠状病毒核酸检测、支原体检测、真菌G试验、血培养、结核抗体、痰培养等检测均阴性。

（五）分期与诊断

1. 分期：cT3N2M0 Ⅲ期（AJCC第八版）。

（1）原发灶：食管胸中段鳞癌。

（2）区域淋巴结：纵隔及腹腔淋巴结转移［2R组（成簇存在）、4L组（化疗后有缩

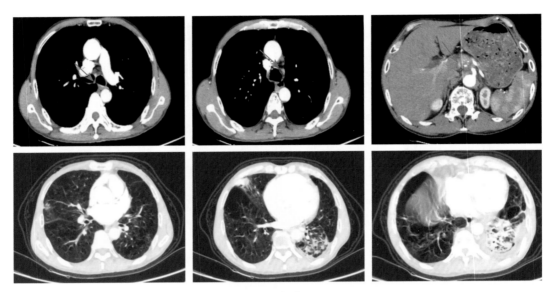

图5-4　复查CT

小）、7区（短径1.2cm，虽钙化，但腹腔淋巴结钙化后退缩，故不能排除）、17组及20组（融合存在，虽钙化但化疗后有退缩）]。

2. 主要诊断：食管胸中段鳞癌cT3N2M0 Ⅲ期。

3. 合并诊断：2级免疫性肺炎。

二、诊疗依据

（一）不可手术局部晚期食管癌循证依据

1. 指南推荐：《2021 CSCO食管癌诊疗指南》推荐对于不可切除局部晚期食管鳞癌，若PS评分为0～1分，首选根治性同步放化疗（1A类，Ⅰ级）或化疗＋放疗（2A类，Ⅰ级）；不能耐受同步放化疗者推荐根治性放疗（1A类，Ⅰ级）。同时附录言及：化疗后的序贯放疗，是否再合并同步化疗，需结合患者身体状况和放疗照射范围大小综合评估，若化疗耐受度差，可考虑单纯放疗或放疗联合单一药物化疗。《中国食管癌放射治疗指南（2021年版）》中对于cT3N2M0食管鳞癌推荐新辅助放化疗，但若术前治疗后评估无法手术者推荐新辅助放化疗/放疗。结合NCCN指南，根治性放疗推荐选择性淋巴结照射，但越来越多的证据支持累及野放疗。一般选择性淋巴结照射至预防剂量若无新发病灶则后续仅做累及野照射至根治量。根治性同步放化疗剂量推荐至50～50.4Gy，单纯放疗推荐至60～70Gy。

2. 文献证据：CROSS研究及NEOCRTEC 5010研究确立了同步放化疗在局部晚期食管癌中的标准治疗地位。

（二）免疫性肺炎后免疫治疗级再挑战循证依据

1. 2021年版《CSCO免疫检查点抑制剂相关的毒性管理指南》：出现新的症状包括气促、咳嗽、发热等；涉及多个肺叶且达到25%～50%的肺实质，影响日常生活，需要使用药物干预治疗为G2级免疫性肺炎。治疗上建议暂停免疫治疗，直至降至≤G1，静脉滴注甲基泼尼松龙，1～2mg/（kg·d），治疗48～72h后，若症状改善，激素在4～6周内按照每周5～10mg逐渐减量，若无改善按照G3～4级处理；如不能完全排除感染，需考虑加用经验性抗感染治疗（Ⅰ级推荐）。

2.《2021 CSCO食管癌诊疗指南》及《2021年NCCN指南》均推荐：合并免疫性肺炎者，若临床症状和影像学缓解至≤G1，免疫药物可在评估后使用；一旦出现G3～4毒性，则永久停用（1A类，Ⅰ级）。

三、诊疗过程

（一）诊疗与评价1

1. 免疫性肺炎治疗

第一周（2021年11月27日至12月3日）：甲泼尼龙25mg bid＋哌拉西林钠他唑巴坦钠4.5mg q8h静脉滴注。

第二周（2021年12月4日至12月10日）：甲泼尼龙20mg bid＋哌拉西林钠他唑巴坦钠4.5mg q8h静脉滴注。

第三周（2021年12月11日至12月17日）：甲泼尼龙15mg bid静脉滴注。

第四周（2021年12月18日至12月24日）：甲泼尼龙10mg bid静脉滴注。

第五周（2021年12月25日至12月31日）：甲泼尼龙4mg bid口服。

第六周（2022年1月1日至1月7日）：甲泼尼龙4mg qd口服。

2. 疗效评价：患者治疗2天后未再出现发热，咳嗽症状逐渐好转，至3周时未再出现明显咳嗽、咳痰。患者双肺多发炎性改变明显好转，至6周时已近痊愈。嘱其停药后院外随访1个月，未见病情反弹（图5-5）。

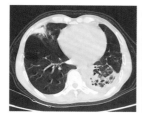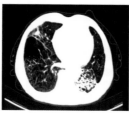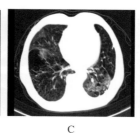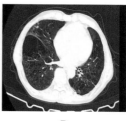

A B C D

图5-5 免疫性肺炎治疗前后CT对比

注：A.放疗初（2021年11月26日）；B.治疗2周（2021年12月9日）；C.治疗4周（2021年12月21日）；D.治疗6周（2022年1月6日）。

（二）诊疗与评价2

1. 卡培他滨同步放化疗

（1）放疗方案（第一阶段）：放疗技术6MV-X线，调强放疗；GTV为胸中段食管病变（我院初诊时胃镜下标记钛夹并留取CT，现将定位CT与初诊CT融合共同判断GTV

上下界）及纵隔多发肿大淋巴结；CTV为选择野照射，食管病变上下外扩3cm，淋巴结外扩0.5cm并勾画高危淋巴结引流区（上界为环状软骨下缘，下界为食管病灶下3cm，包括1区、2区、4区、7区及15区、16区、20区）；PTV为CTV平层外扩0.5cm，上下外扩0.8cm。处方剂量为50.4Gy/28F 1.8Gy/天 5F/w（图5-6）。

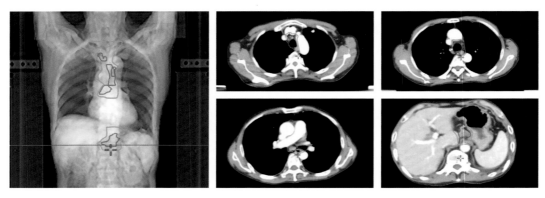

图5-6　放疗靶区（选择野）

（2）同步化疗：患者自觉无法耐受化疗，选择卡培他滨825mg/m² bid单药同步，但执行期间反复出现Ⅲ度骨髓抑制，遂于放疗至36Gy/20F后取消同步化疗，转为单纯放疗。

（3）放疗方案（第二阶段）：考虑同步化疗强度不足，与患者充分沟通后拟适当缩小靶区至累及野，加量至54Gy/30F（考虑肺最大耐受剂量），CTV1为累及野，食管病变上下外扩1.5cm，淋巴结外扩0.5cm并行解剖修剪；PTV1为CTV平层外扩0.5cm，上下外扩0.8cm。处方剂量为3.6Gy/2F 1.8Gy/天 5F/w（图5-7）。

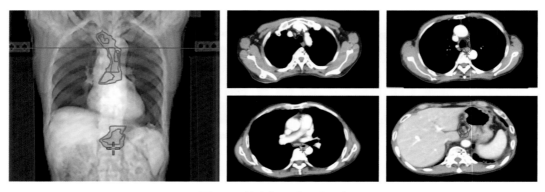

图5-7　放疗靶区（累及野）

（4）危及器官受量（二程叠加）：双肺V5＝59.6%，V20＝27.6%，平均13.83Gy；心脏V30＝30.5%，V40＝15.5%，平均19.18Gy，脊髓Dmax 36.61Gy（图5-8）。

2. 疗效评价：靶区内病变（食管原发灶，纵隔淋巴结）持续SD（图5-9）。整体治疗过程安全性尚可，治疗中及治疗后未出现放射性肺炎。卡培他滨同步期间出现Ⅲ度骨髓抑制，暂停化疗并积极升白细胞后好转。余无3级以上毒副作用（图5-10、图5-11）。

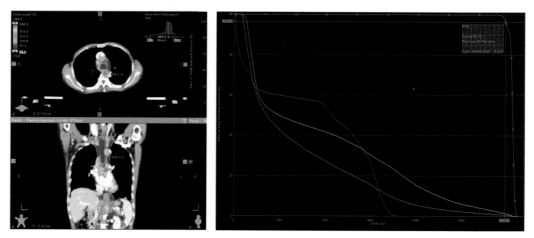

图5-8　剂量分布及体积－剂量直方图

注：肺——橙色；心脏——蓝色；脊髓——紫色。

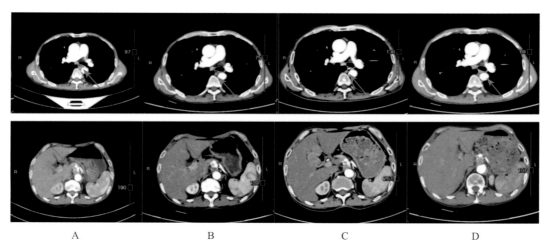

图5-9　治疗前、中、后病灶对比

注：A.放疗初（2022年2月）；B.20F（2022年3月）；C.放疗后1个月（2022年5月）；D.放疗后3个月（2022年7月）。

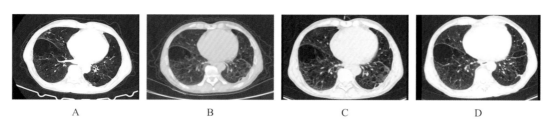

图5-10　治疗前、中、后肺部情况

注：A.放疗初（2022年2月）；B.20F（2022年3月）；C.放疗后1个月（2022年5月）；D.放疗后3个月（2022年7月）。

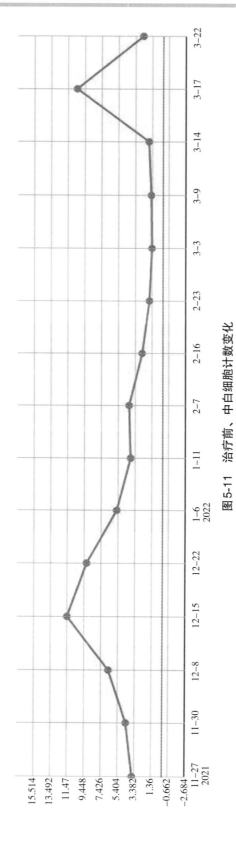

图5-11 治疗前、中白细胞计数变化

（三）病例小结

患者为食管胸中段鳞状细胞癌（cT3N2M0 Ⅲ期），因局部淋巴结包绕主动脉无法手术，外院初诊时选择先行化疗 ± 免疫治疗，6周期治疗后病灶稍有退缩，但外科评估手术切除仍困难，故患者于我院就诊。就诊时患者出现反复发热、咳嗽、咳痰症状，结合其近期免疫治疗史及肺部影像特征，排除感染后考虑免疫性肺炎可能，故规范行6周期激素抗炎处理。休息1个月且病情稳定后患者治疗意愿积极，充分告知可能合并较高放射性肺炎风险后，同意行根治性放化疗。但因体质不佳、化疗耐受度差，仅卡培他滨单药同步无法完成，最终同步放疗至20F时转为单纯放疗，依据肺最高耐受剂量推量至54Gy/30F。

患者因自身意愿及耐受性未选择维持治疗，现定期随访中（图5-12）。目前治疗后接近2年，影像学评估持续SD，但无上腹痛、梗阻等症状，且未再出现肺炎表现。

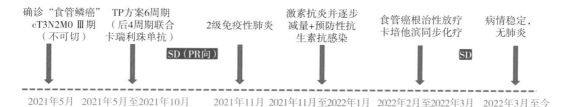

图5-12　治疗流程示意

四、点评

（一）导师点评（樊春波）

该患者为一例局部晚期食管癌，因部分治疗史为院外，初诊资料不够详实，在部分的诊断及准确分期上可能存在偏差。同时，其治疗史中多次因骨髓抑制、免疫性肺炎等造成治疗强度减低、治疗时间延误等，为规范诊疗设计下坎坷重重却最终柳暗花明的病例。其病情特征及诊疗思路的总结中有较多有趣之处。

在食管癌相关病情特征上，该病例有两大特点。第一，该患者原发灶早，而淋巴结局部侵犯明显。这一点在症状上表现为"上腹部疼痛"而非"吞咽梗阻"，这提示我们需警惕其他少见合并症状可能存在的原因。而在制约手术的难度上主要限制在于淋巴结包绕血管生长而非原发灶切除困难，这从某一角度提示了TNM分期存在局限性。目前的AJCC分期较好地反映了食管病灶外侵的情况，却无法反映淋巴结外侵，结合指南来看食管中段cT3N2M0给人留下的印象即多被认为可手术切除范畴。第二，该患者淋巴结存在明显钙化。食管癌淋巴结影像判断向来为最大的难点，钙化为一种常见的协助诊断的影像特征，多认为中心性钙化倾向良性，偏心性钙化偏向恶性，但实际工作中中心性和偏心性的判断却很困难。诸如此患者7区及腹腔淋巴结均有钙化存在，很难绝对判断良恶性。此患者遗憾是无PET/CT作为佐证，但追溯其既往健康时体检CT未见腹腔淋巴结及7区表现，此次为新增，同时外院6周期化疗后有退缩趋势，故考虑恶性。

在食管癌诊疗思路中，非转移性食管癌都存在一定的可治愈性及可转化性。外院6周期新辅助治疗即希望达成病灶退缩后转化为可手术食管癌的可能性，其采用的免疫＋化疗的新辅助方案已在国内多项Ⅱ期临床试验中表现出较好的缩瘤及降期效果，其中TD-NICE达到50%的pCR率。但患者虽缓解了症状，病灶有所退缩，但因淋巴结与血管包绕密切仍无手术机会，故根治性放疗为其主要手段。然而，此时出现的免疫性肺炎却成为放疗决策前最大的顾虑。

免疫性肺炎与放射性肺炎产生机制不同，但毒副作用是否可能存在交叉尚不明确。在既往报道中，许多药物如紫杉类、吉西他滨被认为诱发回忆性放射性肺炎，即应用药物后出现局限于先前照射区域的肺炎表现。而免疫检查点抑制剂导致的回忆性放射性肺炎相关文献报道较少，仅有少数个案报道及回顾性研究。而在放免联合的诸多临床试验中，免疫性肺炎及放射性肺炎通常难以鉴别，但加入免疫未明确提高严重肺炎的发生。例如在PACIFIC研究中，度伐利尤单抗巩固免疫治疗组的肺炎发生率与对照组相比略微升高（33.9% vs 24.8%），而3/4级肺炎发生率相似（3.4% vs 2.6%）。虽然联合治疗效果佳而肺毒性可控，但对于既已合并免疫相关不良事件的患者，选择胸部放疗的风险却让人担忧。这部分的研究很少，2020年的一项研究或许能给我们提供部分提示。研究分析了41名发生免疫相关毒性后接受胸部放疗的患者，51%的患者均在6个月内发生具有典型临床表现的放射性肺炎，依据发生放射性肺炎患者的平均肺剂量，可在一定程度上预测放射性肺炎发生的剂量阈值。虽然此方面数据很少，但其与我们的担忧达成一致，进一步提示若患者既往已合并免疫相关不良事件，再进行胸部放疗的肺毒性概率明显增加。

虽然存在潜在的风险，但目前尚无任何一指南提出免疫性毒性为胸部放疗禁忌。在患者的强烈治疗愿望下，我们依然完成了食管癌放疗。虽然因为耐受情况及肺限量对于化疗强度及放疗最终剂量做了部分下调，但最终长期稳定的结局及未曾出现的肺毒性让我们十分欣慰。不过此患者的成功仅为个例，随着免疫和放疗联合得越来越紧密，各种序贯、同步模式及各种毒副作用下的再挑战均有可能出现，那么如何看待疗效与风险的平衡，如何在特定毒副作用人群中寻找最佳的治疗策略，将成为个体化发展更深、更细的探索方向。

（二）专家点评（李建成）

Q1. 在该病例诊疗方案的制定中，您考量的因素有哪些？

该病例按提供方入院时诊断为：①食管胸中段鳞癌cT3N2M0 Ⅲ期化疗及免疫治疗后。②2级免疫性肺炎。在诊疗方案的制定上要实现规范化指导下的个体化。①按该病例情况原则应首先请外科会诊确定是否可手术治疗，可手术患者治疗标准是新辅助放化疗后手术，不能手术患者标准是同步放化疗。免疫治疗的加入是趋势，但目前不是标准。因为淋巴结包绕血管，故外科认为不能手术。化疗加免疫后也仍然不能手术，故该患者为不能手术的Ⅲ期食管癌。②治疗前要针对影响治疗的基础病和并发症先进行处理，该患者有免疫性肺炎，故要先治疗免疫性肺炎。③免疫性肺炎治愈后按治疗标准应为同步放化疗，如因身体原因不能耐受可行序贯放化疗。该例患者体质较差，故治疗方案为序贯放化疗。因前面已进行了6周期化疗加4周期免疫，现在可进行放疗。④其他考量的因素，包括患者治疗意愿、经济情况、病灶情况、身体状况和治疗并发症情况等。如放疗方案的选择：该患者体质欠佳，放疗前有免疫性肺炎、多处病灶会使照射野偏大，故选择累及放疗更好。

Q2. 您如何看待放免联合方案中放疗的介入时机和安全性？

目前，食管癌放疗联合免疫的研究正在如火如荼地开展，在多种肿瘤治疗中已证实可明显提高疗效。晚期食管癌免疫的介入也进入指南，但非手术局部晚期食管癌的多种放疗免疫研究仍在进行中。个人认为联合时很重要的是要注意放疗的介入时机和安全性。其中最主要的是控制肺炎的发生。肺癌PACIFIC III研究显示，同步放化疗加免疫引起的3级肺损伤发生率是3.6%，与没有使用免疫巩固治疗患者的3%相比是没有统计学差异的。免疫前移和放化疗同步的KEYNOTE-799研究了100多例样本的数据，结果显示，PD-1单抗帕博利珠单抗联合同步放化疗引起3级及以上肺炎的发生率（两个队列分别为8%，5.5%）要高于PACIFIC模式。同时，该研究中队列A和B适用的化疗药物（紫杉醇+卡铂 vs 培美曲塞+顺铂）不同，肺炎的发生率也不同，提示可能化疗药物的选择也会影响肺炎的发生情况。对于有可能增加的放射性肺炎，我个人认为3级以上的均为小概率事件，不必太过恐慌。关键在于我们是否可在降低不良反应方面做点事情。例如：①对于同步放化疗后加免疫，我们发现同步放化疗后有3级以上放射性肺炎时尽量不再使用免疫。②放疗选择累及野，同时去掉CTV（已有相关研究证实），这样可减少肺部的照射。③放疗剂量下降，目前的食管癌免疫联合放疗的研究中放疗剂量均降为50Gy。④选择与肺损伤无关或少损伤的化疗药，比如在非鳞NSCLC患者中，紫杉类与培美曲塞相比，更倾向于培美曲塞的选择。⑤根据最近几年的荟萃分析，PD-1比PD-L1引起较高的肺损伤，故适应证中尽量选择PD-L1类。

Q3. 您对放免联合方案在食管癌领域的应用前景有何设想与期待？

III期局部晚期肺癌放疗和免疫的联合已成为标准。局部晚期食管癌的研究正在进行中，故还未进入指南。但免疫的加入是趋势。主要是放疗可以改变肿瘤微环境，能诱导和增强后续免疫治疗的疗效。同样免疫也会增强放疗的疗效。因此，两者的联合将对疗效有明显提高。由于新药均从晚期开始，而食管癌晚期患者并不是放疗这一局部手段的主要对象，近来免疫治疗重心前移也在向非手术治疗的局部晚期食管癌推进。但是何者先用、不同特征人群的放疗和免疫的联合时机、生物标志物、联合后放疗野和剂量是否要改变、联合后并发症会加重多少、不同靶点免疫联合放疗或不同免疫药物联合放疗是否作用一样等问题仍需要更多的研究来解答。期待食管癌更多的联合方案和高级别循证依据的研究结果，更期待放疗与免疫联合最终给非手术局部晚期食管癌带来疗效的新高。

Q4. 请您对此病例做概括性的点评与总结。

诊断方面：①不明确胸中段 T3 的来源，初诊胃镜示食管距门齿 26cm 见黏膜隆起发红，血管消失，萎缩性胃炎。初诊 CT 示食管中段管壁可疑稍增厚，增强后强化欠均匀。复查胃镜示食管中段黏膜稍充血发红，全食管碘染后观察距门齿 26～30cm 可见片状不染区，边界清楚。复查 CT 未描述胸中段，食管造影示食管黏膜完整，未见狭窄。感觉局部肿瘤不严重。导师点评也说原发病灶较早。②不明确下段肿瘤为什么未说明，初诊 CT 示食管下段管壁明显增厚，增强后持续强化，考虑为肿瘤可能，图片病灶确实显示在下段。复查 CT 示腹段食管、贲门处管壁增厚，较厚处约 1.0cm，累及长度约 3.3cm，增强扫描见不均匀强化，相应管腔稍狭窄。考虑食管癌可能，请结合临床及内镜检查。当然此处有可能是淋巴结转移产生，但也应说明。③CT 见肝胃韧带、腹腔干周围增多肿大淋巴结显示（较大者短径约 2.0cm），考虑为转移可能性大，腹腔干包绕其中管腔粗细不均。建议要检查下腹部和盆腔或 PET-CT。④该病例入院诊断食管胸中段鳞癌 cT3N2M0 Ⅲ期。建议改为食管胸中段鳞癌 cT3N2M0 Ⅲ期化疗联合免疫治疗后。

治疗方面：①根据提供的诊疗依据该患者应为不可切除的食管癌，标准为同步放化疗。免疫治疗的加入目前高级别的循证依据未进入指南，但应该和其他病种一样也会在将来进入指南。该病例化疗 6 周期，加免疫 4 周期后，疗效为 PR，为何不是序贯治疗，而要再继续同步放化疗？②文献证据：CROSS 研究及 NEOCRTEC 5010 研究确立了同步放化疗在局部晚期食管癌中的标准治疗地位。这 2 个证据是新辅助放化疗的证据。③该病例是选择野照射后缩野。但该患者体质欠佳、放疗前有免疫性肺炎、多处病灶使照射野偏大，故选择累及野放疗会更好。④考虑同步化疗强度不足，与患者充分沟通后拟适当缩小靶区至累及野加量至 54Gy/30F，这个剂量增加不多是否有意义；野叠加 V20＝27.6%，食管癌肺功能相对正常，V20＝35% 都很少有放射性肺炎，可以限到 35%，指南表明单纯放疗推荐至 60～70Gy，非 3 级以上免疫性肺炎治疗影响不大，我们放疗仍不减量。⑤CTV1 为累及野，食管病变上下外扩 1.5cm，淋巴结外扩 0.5cm 并行解剖修剪。我们规定的累及野并不是食管病变上下外扩 1.5cm，所以第二周期直接写缩小野加量即可。⑥初诊时胃镜下标记钛夹并留取 CT，现将定位 CT 与初诊 CT 融合共同判断 GTV 上下界。因体位及手的放置问题，CT 扫描常手上举，定位多为手放两侧，最后会产生食管移位，影响两者融合。故建议定位前做钛夹更准确。

总体来说，该病例虽然有考虑不周的地方，但是属于很认真对待治疗的病例。由于原发灶小，边界不易判断，故予钛夹标志。还应考虑是否要加量的问题。对淋巴结钙化的转移判断也能结合是否新增和治疗退缩情况来判断。

（三）主编总评（王军）

该病例为一例局部晚期食管癌患者，按 AJCC 分期为临床 Ⅲ 期 cT3N2M0（原发病灶相对可切除，但因腹腔干淋巴结包绕血管生长及腹腔多站淋巴结转移，造成手术困难），初诊时选择新辅助化疗（6 周期）± 免疫治疗（4 周期），疗效 SD（肿瘤略缩小），在 6 周期全身治疗后因出现 2 级免疫性肺炎造成抗肿瘤治疗中断（2 月余），最终在免疫性肺炎完全恢复的情况下，继续完成了根治性胸部同步放化疗（因初始自觉化疗耐受性差，以及后续同期放化疗的反应，行不规律卡培他滨单药），至今放化疗结束1年余时间，患者病情持续SD及未再出现肺炎反复的情况。

这一个体化治疗较为成功的案例提示食管癌的综合治疗坎坷重重却最终柳暗花明。该病例从最初的诊断到诊疗决策的制定、治疗毒副作用的全程管理及免疫相关性肺损伤出现后再启动胸部放疗等诸多方面均留给我们一些思考及启发。从病例中，我们看到食管癌诊疗领域仍存在一定困境。首先，现有的AJCC分期系统较好地反映了食管病灶外侵的情况，却无法准确反映淋巴结大小及外侵情况，这从某一角度提示了AJCC分期系统TNM分期存在局限性。而日本食道协会（Japan Esophageal Society，JES）分期对此进行了细化。分期中专门进行如下定义：当转移淋巴结而非食管原发灶侵犯周围器官时，应被定义为T4，并记录为"T4（转移淋巴结数-器官受侵）"。

新辅助治疗的概念主要针对可手术切除的局部进展期患者，因此，新辅助治疗的模式、新辅助治疗的周期数、手术间隔时间等国内外指南有相对一致的推荐。新辅助化疗联合免疫治疗正在开展临床研究，也是该领域最炙手可热的研究热点。该患者初始诊断为不可切除食管癌，因此先行进行的"化疗联合免疫治疗"模式似乎应被定义为转化治疗，一旦转化治疗疗效欠佳，局部治疗尽早参与可能较为理想。目前，对已合并免疫性肺炎的患者再选择胸部放疗的风险及时机均不十分明朗。目前，有小样本回顾性研究结果提示既往发生免疫相关肺损伤后行胸部放疗，再次出现肺毒性的概率会明显增加。虽然存在潜在的风险，目前尚无任何研究提出免疫性肺损伤为胸部放疗的禁忌证。对于这部分患者，如何看待疗效与风险的平衡，如何在特定毒副作用人群中寻找最佳的治疗策略将成为个体化发展更深、更细的探索方向。该患者通过化免治疗后影像学评估为SD，但由转移淋巴结压迫所致的上腹部疼痛症状明显缓解，免疫治疗时代淋巴结病理学反应及现有影像学评价退缩反应的复杂性，也是我们今后需关注的问题之一。建议如果有可能，可完善食管癌标本的PD-L1表达情况，此外，该患者若以转化治疗为目的，在评估毒副作用的同时，全身性系统治疗的强度较现在这个病例似乎更应该加强。

（李　丛　樊春波）

参 考 文 献

［1］XIAOLONG Y，HONGTAO D，YUNFEI N，et al. Tislelizumab combined with chemotherapy as neoadjuvant therapy for surgically resectable esophageal cancer：A prospective，single-arm，phase Ⅱ study（TD-NICE）［J］. Int J Surg，2022，103：106680.

［2］NAIDOO J，WANG X，WOO KM，et al. Pneumonitis in patients treated with anti-programmed death-l/programmed death ligand 1 therapy［J］. J Clin Oncol，2017，35（7）：709-717.

［3］COUSIN F，DESIR C，BEN MUSTAPHA S，et al. Incidence，risk factors，and CT characteristics ofradiation recall pneumonitis induced by immune checkpoint inhibitor in lung cancer［J］. Radiother Oncol，2021，157：47-55.

［4］SPIGEL D，FAIVRE FINN C，GRAY JE，et al. Five-year survival outcomes from the PACIFIC trial：durvalumab after chemoradiotherapy in stage Ⅲ non-small-cell lung cancer［J］. J Clin Oncol,2022 A，40（12）：1301-1311.

［5］SHAVERDIAN N，BEATTIE J，THOR M，et al. Safety of thoracic radiotherapy in patients with prior immune-related adverse events from immune checkpoint inhibitors［J］. Ann Oncol. 2020，31（12）：1719-1724.

晚期食管鳞癌病例

病例6 免疫联合化疗序贯免疫联合放疗一线治疗晚期食管癌

一、病例摘要

患者，男性，55岁，主因"进食阻挡1月余"于2021年10月27日入院。

（一）现病史

患者于入院前1个月无明显诱因出现进食阻挡感，可进半流质饮食，无胸背部疼痛，无呕血黑便，无恶心、呕吐，无饮水呛咳，无反酸、嗳气，无腹痛、腹泻等不适。患者自发病以来，睡眠、饮食正常，大小便正常，体重未见明显减轻。

（二）既往史、个人史及家族史

既往史、个人史及家族史无特殊。

（三）体格检查

ECOG 0分；营养评分2分；心、肺、腹（−）。

（四）辅助检查

1. 胃镜：距门齿27～32cm见3/4环周溃疡型肿物，凹陷溃疡面较多白苔和坏死，管腔狭窄，反复尝试，镜身勉强通过；距门齿32～36cm食管后壁结节样隆起，充血糜烂，与27～32cm肿物相延伸。

2. 超声内镜：肿物处管壁增厚明显，层次结构破坏、消失，外膜面毛糙感。

3. 病理＋免疫组化：食管鳞状细胞癌，PD-L1（22C3）CPS：阴性（＜1）。

4. 胸腹增强CT：胸中段食管壁增厚，局部呈肿块状，上下范围约7.0cm，管腔狭窄，外膜面模糊，其周围脂肪间隙密度增高。增强扫描示明显不均质强化。纵隔内食管旁、主肺动脉窗区及右锁上示肿大淋巴结影，大者短径约1.8cm（图6-1）。

5. 颅脑增强MRI及全身骨显像均阴性。

（五）分期与诊断

1. 分期：cT3N1M1 ⅣB期（AJCC第八版）。

（1）原发灶：食管胸中段（27～36cm）鳞状细胞癌。

（2）区域淋巴结：纵隔淋巴结转移（食管旁）。

（3）非区域淋巴结：右锁上、5区。

2. 诊断：胸中段食管鳞状细胞癌cT3N1M1 ⅣB期。

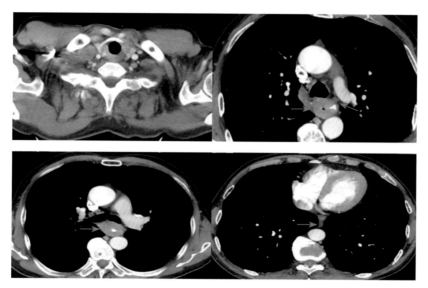

图6-1 胸腹增强CT

二、诊疗依据

（一）系统治疗方案循证依据

1. 指南推荐：对于远处转移性食管癌鳞癌患者一线治疗，《2022 CSCO食管癌诊疗指南》推荐卡瑞利珠单抗＋紫杉醇＋顺铂（1A类，Ⅰ级）；《中国食管癌放射治疗指南（2021年版）》推荐卡瑞利珠单抗＋紫杉醇＋顺铂（鳞癌，1A类，Ⅱ级）。对于仅为锁骨上区转移的Ⅳ期患者，《中国食管癌放射治疗指南（2021年版）》推荐根治性同步放化疗。

2. 文献证据：KEYNOTE-590、CheckMate-648、ESCORT-1st、JUPITER-06和ORIENT-15五项大型Ⅲ期临床研究均证实了免疫＋化疗在晚期食管鳞癌患者一线治疗中的显著疗效，其中ESCORT-1st研究采用卡瑞利珠单抗＋紫杉醇＋顺铂，中位PFS 6.9个月，中位OS 15.3个月。

（二）放疗方案循证依据

1. 指南推荐：《中国食管癌放射治疗指南（2021年版）》推荐晚期病变化疗后转移灶缩小或稳定，可考虑原发灶放疗。

2. 作用机制：放疗联合免疫，放疗可以导致原位疫苗效应，促进肿瘤抗原释放从而激活抗原提呈细胞；放疗还可以改善肿瘤免疫微环境，促使免疫荒漠型肿瘤向免疫炎症型肿瘤转变。

三、诊疗过程

（一）入组临床研究

该患者经筛选入组"晚期食管癌患者卡瑞利珠单抗联合化疗序贯放疗一线治疗晚期食管癌的Ⅱ期探索性临床研究（ESCORT1st-RT）"，该研究为一项前瞻性、单臂、单中心、Ⅱ期临床研究，入组初诊食管癌Ⅳ期、18～75岁、ECOG 0～1分、可提供PD-L1检测组织的晚期食管癌患者，先采用4周期卡瑞利珠单抗＋白蛋白紫杉醇＋卡铂治疗，之后行食管癌原发灶放疗（50Gy/25F）和/或转移灶SBRT同步卡瑞利珠单抗，卡瑞利珠单抗维持治疗1年直至进展或不可耐受的毒性。主要研究终点：PFS；次要研究终点：DCR、ORR、OS、AEs（CTCAE5.0标准）。放疗方案：可选择针对食管原发病灶放疗，95%PTV 50Gy，2Gy/Fx；联合或不联合≥1处寡转移病灶SBRT，DT≥30Gy，≥3Gy/Fx（具体剂量由主治医师决定）。

（二）诊疗与评价1

1. 免疫联合化疗：白蛋白紫杉醇注射液200mg d1、d8，顺铂40mg d1～d3，卡瑞利珠单抗200mg q21d，4周期（2021年11月4日、2021年11月26日、2021年12月21日、2022年1月12日）。

2. 疗效评价：患者进食梗阻症状较前缓解，2周期、4周期后疗效评价PR。用药前、后胸部CT对比（图6-2）。

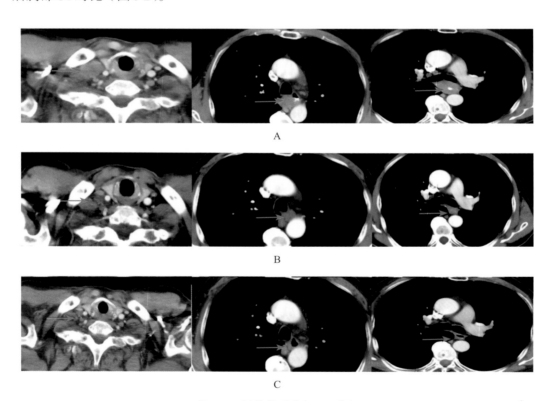

图6-2 用药前后胸部CT对比

注：A.治疗前（2021年11月2日）；B.治疗2周期（2021年12月15日）；C.治疗4周期（2022年1月26日）。

（三）诊疗与评价2

1. 免疫联合放疗：首先排除穿孔、坏死等不适合放疗的情况（图6-3）（2022年1月17日至2022年3月24日）。

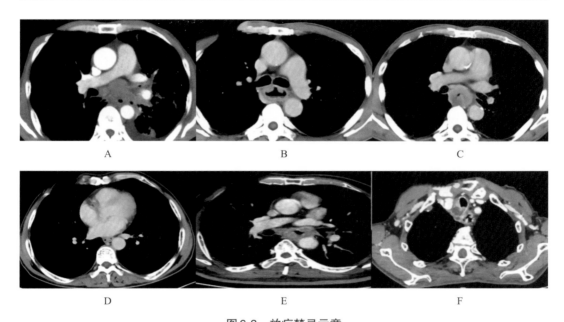

图6-3　放疗禁忌示意

注：A.穿孔；B.气液平；C.坏死；D.双腔征；E.血管受侵；F.淋巴结坏死。

（1）放疗方案：放疗技术6 MV-X线，调强放疗；处方剂量50Gy/25次；GTV为胸中段食管病变及右锁上、纵隔肿大淋巴结；CTV为累及野照射，食管病变上下外扩3cm，淋巴结外扩0.5cm；PTV为CTV外扩0.5cm。危及器官受量：双肺V5＝30%，V20＝10%，平均670cGy；心脏平均19Gy；脊髓Dmax 32Gy（图6-4）。

（2）免疫方案：卡瑞利珠单抗200mg q21d，2周期。

（3）放疗靶区：胸下段食管病变及右锁上、食管旁、纵隔5区肿大淋巴结（图6-5）。

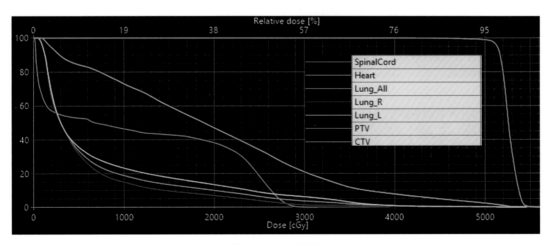

图6-4　放疗计划

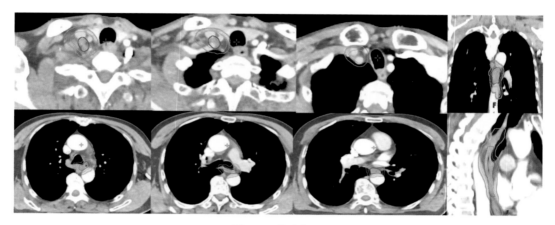

图6-5　放疗靶区

注：紫色为GTV，黄色为CTV，绿色为PTV。

2. 疗效评价：靶区内病变（食管原发灶，右锁上、纵隔淋巴结）明显缩小（图6-6）。

（四）诊疗与评价3

1. 免疫维持治疗方案：卡瑞利珠单抗3周方案，免疫单药维持治疗至今。

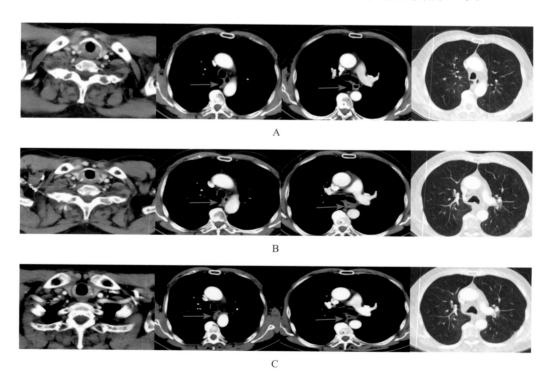

图6-6　靶区内病灶治疗前后对比

注：A.放疗后1个月（2022年4月6日）；B.放疗后4个月（2022年7月1日）；C.放疗后7个月（2022年10月6日）。

2. 免疫毒副作用及不良反应：具体见表6-1。

表6-1 免疫毒副作用及不良反应分级

毒副作用	不良反应分级					
	0	1	2	3	4	5
白细胞减少		√				
中性粒细胞减少		√				
血小板减少	√					
贫血	√					
淋巴细胞减少		√				
食管炎			√			
恶心			√			
腹泻		√				
肝功能损伤	√					
心肌酶谱异常	√					
心电图异常	√					
肺炎	√					
甲状腺功能减退	√					
疲乏		√				
脱发			√			
皮炎		√				

（五）病例小结

患者为胸中段食管鳞状细胞癌（cT3N1M1 ⅣB期）伴锁骨上淋巴结转移，入组我院"晚期食管癌患者卡瑞利珠单抗联合化疗序贯放疗一线治疗晚期食管癌的Ⅱ期探索性临床研究（ESCORT1st-RT）"，一线行TP方案化疗联合卡瑞利珠单抗治疗，2周期、4周期后疗效评价PR，且进食梗阻感症状减轻。按照临床研究方案要求，行局部放疗并同步卡瑞利珠单抗，放疗后病灶缩小，疗效评价PR，未发生严重的治疗相关不良反应。放疗结束后继续行免疫单药维持治疗。目前，患者仍在卡瑞利珠单抗单药维持治疗中（图6-7）。

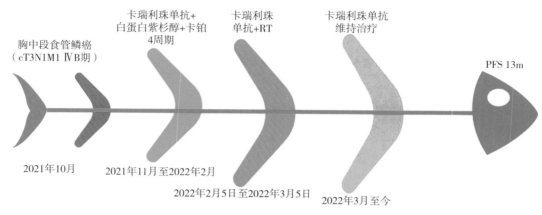

图6-7 治疗过程示意

四、点评

（一）导师点评（巩合义）

该病例分期准确。根据AJCC/NCCN食管癌和食管胃结合部癌分期标准（第八版，2017），纵隔5区、锁骨上淋巴结转移均为M1。

对于这种非广泛淋巴结转移，且无内脏器官转移的M1患者，尤其是年轻、预期生存期较长者，还是有根治性放疗指征的。该病例采用入组临床研究的治疗模式，先给予系统化疗＋免疫治疗，4周期后达PR，再行原发灶＋转移淋巴结的累及野放疗同步免疫治疗，后续免疫巩固治疗，取得了较好的局部控制和长期生存效果。

至于放疗剂量，《中国食管癌放射治疗指南（2022年版）》对于根治性放化疗的推荐剂量是50～50.4Gy，更高的放疗剂量不一定能获益，反而有可能被高剂量所造成的不良反应抵消。

该病例带来的启发有以下4点。①对于淋巴结转移相对局限的M1患者（包括胸段食管癌仅伴腹膜后淋巴结转移者），仍有根治性放疗的指征。②如果初治即采用同步放化疗有难度，也可以先诱导性全身治疗，但局部放疗应尽早加入，加入越早，获益越大。③对于晚期、局部晚期不可手术者，免疫治疗联合系统化疗和/或放疗可以起到1＋1＞2，或1＋1＋1＞3的效果。④综合治疗期间，应注意观察有可能叠加的毒副作用并妥善处理。放疗前应全面评估穿孔风险，化疗、免疫治疗前后应注意评估骨髓、甲状腺、心肺等重要脏器功能。

（二）专家点评（江浩）

该病例是一个胸中段食管鳞癌（cT3N1M1 ⅣB期）纵隔淋巴结、右锁骨上淋巴结转移，根据《中国食管癌放射治疗指南（2021年版）》《2022 CSCO食管癌诊疗指南》的推荐，对于局部晚期不可切除的食管癌患者推荐根治性同步放化疗作为标准治疗方案，优先入组临床试验，符合临床实践。

关于放疗的靶区勾画，NCCN指南对于根治性放疗推荐ENI；免疫时代下，《中国食管癌放射治疗指南》对于靶区较大、PS评分较差、病期较晚、心肺功能耐受差者，可选择IFI。山东省肿瘤医院李宝生教授的一项临床研究〔选择野*vs*累及野、高剂量*vs*标准剂量同步放化治疗局部进展期胸段食管鳞癌多中心、Ⅲ期临床试验（NROG-001）〕结果显示：局部进展期胸中段食管鳞癌，高剂量能提高患者PFS，但不论选择野还是累及野、高剂量还是标准剂量，总体OS相当，因此该病例选择累及野的照射。在治疗后，没有出现受累野以外的淋巴结的复发，这可能与淋巴结较小及病理的恶性程度较低相关。

从疗效来看，在标准的免疫联合化疗治疗4周期后，加入累及野的放疗，随后又进行了免疫的维持治疗，PFS 13个月，目前还在治疗随访中，结果令人满意，治疗是成功的。

（三）主编总评（惠周光）

该病例为一例初治食管鳞癌患者，以"进食阻挡1月余"为主诉就诊于山东省肿瘤医院，完善分期检查后，考虑为胸中段食管鳞癌，伴纵隔及锁骨上淋巴结转移，为手术不可切除病例，AJCC第八版分期cT3N1M1 ⅣB期，患者PD-L1 CPS：阴性。

对于该例患者，山东省肿瘤医院MDT团队制定的治疗方案为卡瑞利珠单抗联合化疗序贯放疗，入组ESCORT1st-RT Ⅱ期前瞻性临床研究。患者先接受4周期卡瑞利珠单抗＋白蛋白紫杉醇＋卡铂的免疫联合化疗的治疗方案，后针对食管原发灶行放疗同步卡瑞利珠单抗治疗，完成放疗后继续卡瑞利珠单抗维持治疗1年。患者4周期化疗联合免疫治疗后疗效评估PR，排除禁忌后，制定局部放疗方案。患者已接受联合免疫治疗，故靶区设置上给予累及野照射，在放疗剂量设定方面，基于NROG-001等多项临床试验的结果，高剂量放疗能提高患者PFS，但无论选择野还是累及野、高剂量还是标准剂量，患者总体OS相当，故而给予患者50Gy常规分割放疗。该治疗模式取得了较好的疾病控制效果，且患者耐受性良好。

局部晚期不可切除食管鳞癌的标准治疗模式为同步放化疗。但在免疫治疗时代，标准治疗联合不同时机的免疫治疗值得探索，如山东省肿瘤医院目前正在开展的免疫联合化疗序贯放疗一线治疗晚期食管癌的Ⅱ期探索性临床研究（ESCORT1st-RT）。本例患者入组了这项临床试验研究，在放化疗的基础上联合卡瑞利珠单抗，该治疗模式疗效好，安全可耐受。该病例从卡瑞利珠单抗同步放化疗及巩固治疗中可能会长期获益。目前放疗、化疗、免疫治疗的联合有诸多热点问题值得探索，如联合治疗时机的选择、放疗靶区剂量的设计、精准人群筛选、不良反应控制等，期待相关临床研究的开展，以指导免疫治疗时代不可切除食管癌患者的最佳联合治疗模式。

（井绪泉 巩合义）

参 考 文 献

［1］NCCN Guidelines of Esophageal and Esophagogastric Junction Cancers，Version 2. 2023［EB/OL］. https：//www.nccn.org/.

［2］中国医师协会放射肿瘤治疗医师分会，中华医学会放射肿瘤治疗学分会，中国抗癌协会肿瘤放射

治疗专业委员会. 中国食管癌放射治疗指南（2022年版）［J］. 国际肿瘤学杂志，2012，49（11）：641-657.

［3］ZHANG J，LI M，ZHANG K，et al. Concurrent chemoradiation of different doses（50.4Gy vs. 59.4Gy）and different target field（ENI vs. IFI）for locally advanced esophageal squamous cell carcinoma：results from a randomized，multicenter phase Ⅲ clinical trial［J］. Int J Radiat Oncol Biol Phys，2022，114（3 Supplement）：S15.

［4］徐裕金，朱卫国，LIAO Z，等. 同步放化疗60Gy对比50Gy剂量治疗不可手术食管鳞状细胞癌的多中心随机对照研究［J］. 中华医学杂志，2020，100（23）：1783-1788.

［5］LUO H，LU J，BAI Y，et al. Effect of camrelizumab vs placebo added to chemotherapy on survival and progression-free survival in patients with advanced or metastatic esophageal squamous cell carcinoma：the ESCORT-1st randomized clinical trial［J］. JAMA，2021，326（10）：916-925.

| 病例7 | 免疫联合化疗序贯免疫联合放疗一线治疗晚期食管癌 |

一、病例摘要

患者，男性，50岁，主因"左颈部结节2个月，进食阻挡1个月"于2021年5月3日入院。

（一）现病史

患者于入院前2个月出现左颈部结节，1个月出现进食阻挡，可进半流质饮食，无胸背部疼痛，无呕血、黑便，无恶心、呕吐，无饮水呛咳，无反酸、嗳气，无腹痛、腹泻等不适，体重明显下降（1个月内>5%）。

（二）既往史、个人史及家族史

既往史、个人史及家族史无特殊。

（三）体格检查

ECOG 0分；营养评分4分；心、肺、腹（−）。

（四）辅助检查

1. 颈部B超：左颈部及双侧锁骨上区多发实性病灶，考虑肿大淋巴结。

2. 胸腹部CT：食管中上段管壁增厚伴左侧锁骨上窝淋巴结肿大。

3. 左颈部淋巴结活检病理：淋巴结（1/3）查见转移性鳞状细胞癌。

4. 胃镜：距门齿25～30cm食管左前壁巨大肿物、深溃疡。经钳道置入导丝，循导丝置入鼻肠营养管，距鼻缘约100cm。超声内镜：咽反射明显，患者无法耐受，未行超声内镜。

5. 病理＋免疫组化：（食管25～30cm）食管鳞状细胞癌，PD-L1（22C3）CPS：15。

6. PET-CT：胸中段食管管壁增厚，病变长约5.0cm，团块状放射性浓聚，最高SUV 20.7；食管旁、左下颈、左锁上多发淋巴结增大，融合成团，最高SUV13.8，大小约为6.2cm×4.7cm×6.9cm，向上累及左下颈，向下累及左上纵隔，并突入肺野（图7-1）。

7. 食管X线钡餐：胸中段食管（平T4～T6）长约6.2cm的管腔不规则狭窄及充盈缺损，狭窄横径宽约0.8cm，该区黏膜中断，蠕动消失，造影剂通过缓慢（图7-2）。

8. 颅脑增强MRI及全身骨显像均阴性。

（五）分期与诊断

1. 分期：cT3N1M1 Ⅳ期（AJCC第八版）。

（1）原发灶：食管胸中段（25～30cm）鳞状细胞癌，食管壁厚大于15mm，考虑

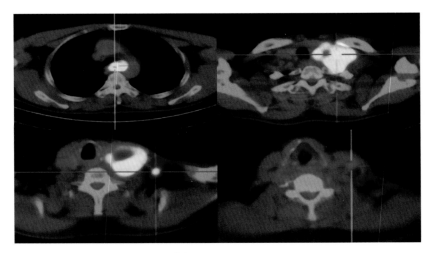

图 7-1　PET-CT

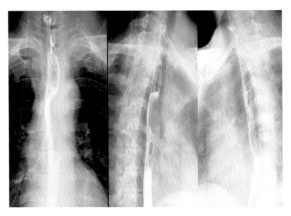

图 7-2　食管 X 线钡餐

侵犯外膜。

（2）区域淋巴结：纵隔食管旁淋巴结转移。

（3）非区域淋巴结：左颈部、左锁骨上淋巴结。

2. 诊断：胸中段食管鳞状细胞癌 cT3N1M1 ⅣB 期。

二、诊疗依据

（一）系统治疗方案循证依据

1. 指南推荐：对于远处转移性食管鳞癌患者一线治疗，《2022 CSCO 食管癌诊疗指南》推荐卡瑞利珠单抗＋紫杉醇＋顺铂（1A 类，Ⅰ级）；《中国食管癌放射治疗指南（2021 年版）》推荐卡瑞利珠单抗＋紫杉醇＋顺铂（鳞癌，1A 类，Ⅱ级）。

2. 文献证据：KEYNOTE-590、CheckMate-648、ESCORT-1st、JUPITER-06 和 ORIENT-15 五项大型Ⅲ期临床研究均证实了免疫＋化疗在晚期食管鳞癌患者一线治疗的显著疗效，其中 ESCORT-1st 研究采用卡瑞利珠单抗＋紫杉醇＋顺铂，中位 PFS 6.9 个月，中位OS 15.3个月。

（二）放疗方案循证依据

1. 指南推荐：《中国食管癌放射治疗指南（2021年版）》推荐晚期病变全身治疗后转移灶缩小或稳定者，可考虑原发灶放疗。

2. 作用机制：放疗联合免疫治疗时，可造成原位疫苗效应，促进肿瘤抗原释放，从而激活抗原提呈细胞，提高免疫治疗的疗效；放疗还可以改善肿瘤免疫微环境，促使免疫荒漠型肿瘤向免疫炎症型肿瘤转变。

三、诊疗过程

（一）诊疗与评价1

1. 免疫联合化疗：白蛋白紫杉醇注射液200mg d1、d8，顺铂40mg d1 ～ d3，卡瑞利珠单抗200mg q21d，共4周期（2021年5月10日、2021年6月5日、2021年6月27日、2021年7月24日）。

2. 疗效评价：患者进食梗阻症状较前缓解，2周期、4周期后疗效评价均为PR。复查胸部CT与治疗前PET-CT比较（图7-3）。

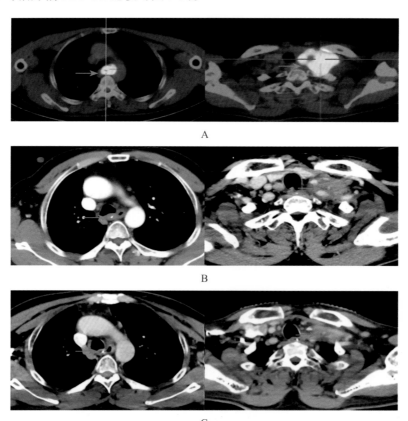

图7-3　用药前后胸部CT对比

注：A.治疗前（2021年5月6日）；B.治疗2周期（2021年6月24日）；C.治疗4周期（2021年8月9日）。

（二）诊疗与评价2

1. 免疫联合化疗联合放疗：首先排除穿孔、坏死等不适合放疗的情况（图7-4）（2021年8月20日至2021年9月30日）。

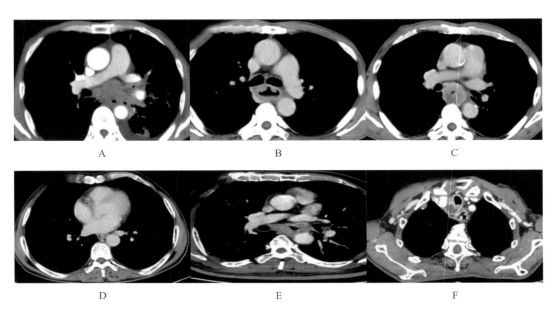

图7-4 放疗禁忌示意

注：A.穿孔；B.气液平；C.坏死；D.双腔征；E.血管受侵；F.淋巴结坏死。

（1）放疗方案：放疗技术6 MV-X线，调强放疗；处方剂量54Gy/30次；GTV为胸中段食管病变及食管旁、左下颈、左锁上肿大淋巴结；CTV为累及野照射，食管病变上下外扩3cm，淋巴结外扩0.5cm；PTV为CTV外扩0.5cm。危及器官受量：双肺V5 = 33%，V20 = 16%，平均870cGy；心脏平均14Gy；脊髓Dmax 43Gy（图7-5）。

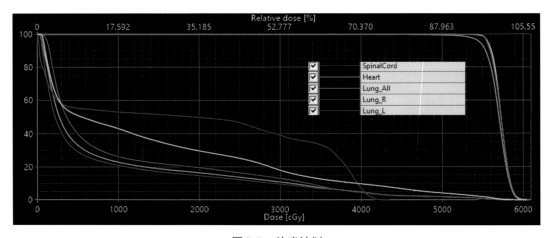

图7-5 放疗计划

（2）免疫方案：卡瑞利珠单抗200mg q21d，2周期。

（3）放疗靶区：胸中段食管病变及食管旁、左下颈、左锁上肿大淋巴结（图7-6）。

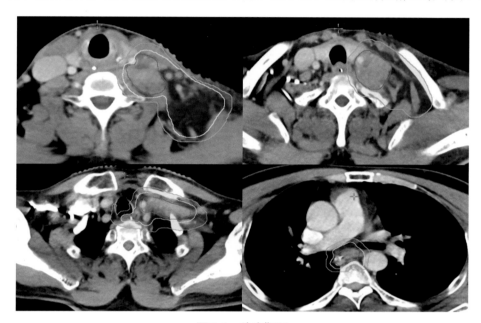

图7-6　放疗靶区

注：紫色为GTV，黄色为CTV，绿色为PTV。

2. 疗效评价：放疗后1个月评价，靶区内病变明显缩小（图7-7A）。放疗后3个月评价，右侧食管气管沟出现1枚肿大的淋巴结（图7-7B），均无肺炎发生。

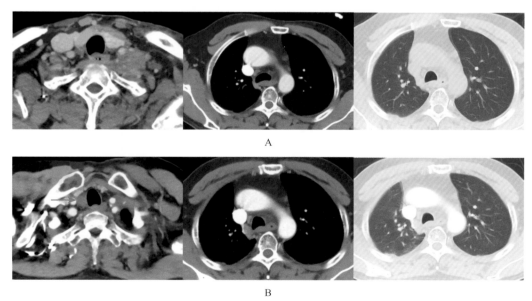

图7-7　靶区内病灶治疗前后对比

注：A.放疗后1个月（2021年10月28日）；B.放疗后3个月（2021年12月28日）。

（三）诊疗与评价3

患者出现寡进展，鉴于原发灶和其他转移淋巴结控制尚满意，KPS评分无明显恶化，系统治疗方案暂不改变，加入放疗局部干预。

1. 免疫维持治疗：卡瑞利珠单抗3周方案，免疫单药维持治疗。

2. 寡进展病灶放疗：采用6 MV-X线，调强放疗；处方剂量50Gy/25F；GTV为右侧食管气管沟转移淋巴结；PTV为GTV外扩0.5cm（图7-8）。再程放疗需注意照射野的重叠（图7-9）。

3. 疗效评价：疗效评价SD，未出现肺炎（图7-10）。

4. 免疫毒副作用及不良反应分级：具体见表7-1。

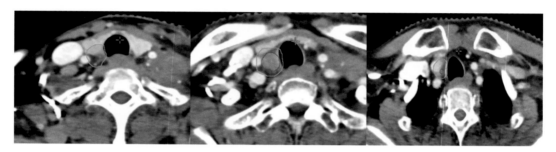

图7-8　右侧食管气管沟淋巴结寡进展病灶放疗靶区

注：紫色线为GTV，黄色线为CTV，绿色线为PTV。

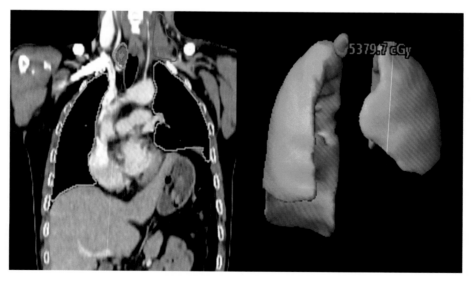

图7-9　照射野未重叠示意图

注：左侧红色及绿色线为本次放疗的GTV和PTV；右侧红色线为上次放疗位置；橙色线为双肺。

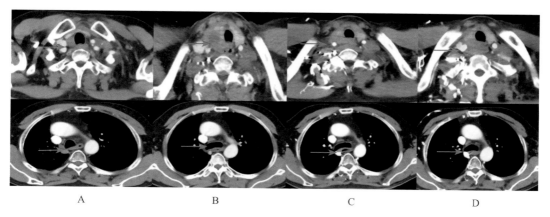

图7-10 疗效评价为稳定

注：A. 2022年7月1日；B. 2022年8月4日；C. 2022年9月23日；D. 2022年11月21日。

表7-1 免疫毒副作用及不良反应分级

毒副作用	不良反应分级					
	0	1	2	3	4	5
白细胞减少			√			
中性粒细胞减少			√			
血小板减少	√					
贫血	√					
淋巴细胞减少		√				
食管炎			√			
恶心			√			
腹泻		√				
肝功能损伤	√					
心肌酶谱异常	√					
心电图异常	√					
肺炎	√					
甲状腺功能减退	√					
疲乏		√				
脱发			√			
皮炎		√				

（四）病例小结

患者为食管胸中段鳞癌（cT3N1M1 Ⅳ期），一线行卡瑞利珠单抗＋白蛋白紫杉醇＋顺铂治疗，疗效评价为PR。续行卡瑞利珠单抗＋局部放疗，卡瑞利珠单抗单药维持治疗，残存病灶明显缩小。放疗后3个月，出现照射野外食管气管沟淋巴结寡转移，在卡瑞利珠单抗治疗基础上加用针对寡转移病灶的局部放疗，继续卡瑞利珠单抗巩固治疗至今，疗效评价SD，未出现治疗相关严重不良反应。目前，患者PFS2已超19个月，取得显著生存获益（图7-11）。

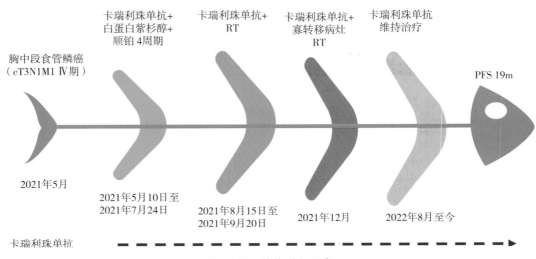

图7-11　治疗过程示意

四、点评

（一）导师点评（巩合义）

免疫治疗时代晚期食管癌的治疗模式是化疗 ± 免疫治疗，在系统治疗后未进展的基础上，有选择地针对残留灶或寡转移灶行高姑息局部治疗，可起到锦上添花的效果。

该病例分期准确，治疗规范，采用上述治疗原则，取得了很好的全身和局部控制效果，充分体现了综合治疗、个体化治疗的优势，确实可圈可点。

需要注意的是：①综合治疗时不良反应的叠加问题。化疗、放疗、免疫治疗各有其特殊的毒副作用，对于合并基础疾病或高龄患者，治疗决策前尤其应慎重，需做好充分评估，包括重要脏器功能、体能评分、既往史、合并症、治疗意愿、经济状况等。②放射野的重叠问题。再程放疗时需充分关注，对于减轻可能造成的急性或晚期放射性损伤有重要意义。

（二）专家点评（江浩）

该病例由山东省肿瘤医院提供，是一个胸中段偏上食管鳞癌纵隔淋巴结转移，颈部、锁骨上淋巴结转移的患者，检查详细，诊断准确。

T分期虽然没有做超声内镜，但根据山东省肿瘤医院的数据显示，管壁厚度＜10mm为T1或T2，≥10mm为T3，该病例判定为T3分期；N分期，纵隔淋巴结转移1枚。判定为N1；M分期，该病例将锁骨上淋巴结转移定义为M1，是一个ⅣB期病例。

该病例患者的食管病变比较长，位置也偏高。位于距门齿25～29/30cm处，属于胸中段食管鳞癌，位置偏上。

该病例经MDT讨论后，最终TNM分期为胸中段食管鳞癌（cT3N1M1 Ⅳ期AJCC第八版）纵隔淋巴结转移，颈部、锁骨上淋巴结转移，选择的治疗方案为免疫联合化疗，适时放疗。

从治疗的效果来看，对于食管原发灶的控制不错，但对侧淋巴结出现了寡转移，再程放疗时，采取的是受累淋巴区和受累病灶的受累野的照射，对于左侧锁骨上淋巴结和食管中上段大的肿块，做局部照射就足够。

关于内科治疗部分，病理提示PD-L1（22C3）CPS：15，目前有7个食管癌晚期一线免疫联合化疗的临床试验数据发表，使用免疫加化疗可给患者带来明确获益，能够提升晚期一线食管鳞癌患者的总生存期。

关于免疫治疗后出现寡进展，肿瘤的原发灶、转移灶，包括多发转移灶对免疫治疗的反应都不一样，经过免疫治疗后，有的病灶消失，有的病灶仍保留，甚至有的病灶在进展，对于这类现象实际上就是肿瘤的异质性造成的。在临床上，会经常碰到这样的现象。在该病例中，免疫治疗后出现了右侧颈根部淋巴结的进展，考虑是寡进展。对于免疫联合化疗和放疗治疗以后出现寡进展的时候，再程放疗是很有价值和意义的。对于寡转移给予积极的治疗，能够有很好的临床获益。在整个内科治疗的基础上，对于控制不好的病灶甚至是耐药的部位给予积极的再放疗，甚至手术干预都是重要的选择。对于寡转移的治疗，在患者身体条件允许的时候，加入积极的局部治疗，是目前对于晚期肿瘤的一个重要治疗手段。从2011年开始，山东省肿瘤医院在这方面也做了很多工作，积累了很多病例，取得了不错的疗效，在《中华放射学杂志》上也发表了相关的文章，同时，积极的内科治疗作为基础治疗特别重要，在做寡转移的治疗时，不能减少基础维持治疗。

Q1. 您如何考虑放免联合方案中放疗的介入时机和安全性？

对于局部晚期不可切除食管鳞癌，根治性同步放化疗是这部分患者的标准治疗方法，然而5年生存率仍不乐观，近年来这一领域进展缓慢，化疗方案的更改，放疗的靶区和剂量的调整，并没有带来OS的获益，免疫时代的到来，给局部晚期不可切除食管鳞癌的治疗带来新的希望，放免联合能够协同作用，可能给患者带来获益。但目前来说，循证医学证据不足。目前有多项同步放化疗联合或者序贯免疫的临床试验正在进行中，期待数据的发表。

胸部肿瘤进行放疗联合免疫治疗，可能存在一些风险。比如，出现放射性肺炎和免疫性肺炎叠加时，就难以判断到底是放射性肺炎还是免疫性肺炎，后续免疫是否还继续使用，也很难确定。

对于食管癌来说，由于照射的体积比较小，肺的损伤也比较小，放射性肺炎的发生率会低一些，期待未来会有更多的循证医学证据提供给临床医生。

对于该病例定义为ⅣB期，免疫联合化疗2～4个周期后放疗介入，患者症状有所缓解，后续的巩固治疗有必要也应该继续。

Q2. 放免联合在食管癌领域的运用前景如何？

现在国内外正在开展许多的放免联合的临床试验，同步放疗或者放疗后运用免疫（采用Ⅲ期不可切除肺癌的PACIFIC模式），未来可期。

免疫联合放疗替代同步放化疗是未来可以想象的一个方案，但仍需要大样本的临床试验去验证。放化疗联合免疫，三者联合会不会有$1+1+1>3$的结果，到目前为止还没有大样本的临床试验的结果公布为临床提供参考，是否能够带来3年乃至5年甚至更长时间的OS率的提高还未可知。来自中国14家中心的一个回顾性研究显示食管癌的5年生存率约为30%，加入免疫后会不会进一步提升OS率，也是大家特别是放疗专业医生关切的问题。免疫和放疗结合，让食管癌患者治疗前移，希望取得更大的收益。

（三）主编总评（惠周光）

Q1. 国内外研究表明，系统治疗后，局部放疗的积极加入可为晚期食管癌患者带来生存获益。请您谈一谈，在加入放疗时，应考虑哪些因素？您如何评价该患者接受免疫联合放疗后的获益？

该患者为食管胸中段鳞癌，纵隔食管旁、左下颈、左锁骨上淋巴结转移。胸部CT显示食管原发灶侵犯外膜，但未侵犯周围组织，T分期为T3；左锁骨上淋巴结增大，为多个淋巴结融合，最大径可达6.9cm。值得注意的是，根据食管癌第八版AJCC分期，纵隔1区的上界为环状软骨，下界为双侧锁骨及胸骨柄上缘。患者的下颈淋巴结及左锁骨上淋巴结均在纵隔1区范围内，属于区域淋巴结。此外，患者无其他部位远处转移。故患者的分期应为N3M0，而非N1M1，属于局部晚期的患者。

该例患者的放疗应该充分考虑放疗的时机、联合治疗方案、放疗范围和剂量等因素。在放疗时机方面，根据NCCN指南，局部晚期的食管癌患者推荐接受同步放化疗。然而，简单追随指南并不是对该患者的最佳治疗策略，患者的左锁骨上肿块巨大，直接进行放疗可能存在不良反应大、肿瘤内部缺氧坏死、放疗不敏感等问题。故在进行根治性放疗前，先使用全身治疗，待肿瘤缩小后再进行放疗应是该类患者的最佳治疗策略。该患者2周期化疗联合免疫治疗后，肿瘤明显缩小，但仍有较大体积，放疗可在此时介入，也可以再进行2周期化疗联合免疫治疗，进一步缩小肿瘤，再接受序贯放疗。在联合治疗方案方面，如果患者在2周期化疗联合免疫治疗后进行放疗，应该首选同步放化疗，以获得更高的根治率；如患者再接受2周期化疗联合免疫治疗，则应选择放疗同步免疫治疗或者单纯放疗，以减少不良反应的发生。在放疗范围方面，目前放疗已进入精准治疗时代，且免疫治疗可以增强放疗的疗效和远隔效应，因此，在使用现代调强技术及联合免疫治疗的情况下，放疗的靶区范围应该局限于累及野，不做过多区域的预防照射。最后在放疗剂量方面，NCCN指南推荐的放疗剂量为50～50.4Gy，可以满足放疗联合免疫治疗时代的要求，可以根据各中心的经验进行肿瘤局部的同步加量。

目前的研究显示，一线免疫联合化疗较单纯化疗显著提高了食管癌治疗有效率和生存率。此外，免疫治疗与后续的放疗也有一定的协同作用。因此，选择免疫联合化疗作为诱导治疗是该患者的最佳治疗策略。该患者在化疗联合免疫治疗原发灶及锁骨上淋巴结明显缩小，提高了放疗的敏感性，降低了放疗的不良反应。在该患者中，放疗联合免疫治疗产生了较好的疗效，两阶段无进展生存时间（PFS2）已超19个月。从机制上来说，放疗和免疫治疗可以产生协同作用，进一步提高抗肿瘤疗效，产生1＋1＞2的效果。肿瘤微环境存在一定的免疫抑制因素，单独放疗不能产生足够的抗肿瘤免疫，免疫治疗可减少微环境内的免疫抑制因素，增强放疗诱导的原位疫苗效应，从而增强放疗的疗效及远隔效应。同时，放疗可增加肿瘤抗原的表达和提呈，从而增强免疫治疗诱导的免疫应答；还可以增加细胞毒性T细胞的浸润和活性，促进抗原释放，并改善免疫调节作用，最终增强免疫治疗的疗效。

Q2. 在免疫维持治疗过程中，患者出现寡进展，诊疗团队选择继续免疫治疗，并行再程放疗。请您分享一下，制定上述治疗方案是基于怎样的考虑？行免疫联合再程放疗时，需关注哪些方面以控制不良反应？

　　肿瘤内部存在一定的异质性，并非所有的病灶均对免疫治疗敏感，部分病灶缓解，部分病灶进展是免疫治疗中常见的现象。在免疫治疗寡进展后，很多时候临床医生会选择更换药物，但实际上寡进展并不一定意味着全身病灶的免疫耐药。该患者仅出现新发的右侧锁骨上区淋巴结转移，为典型的寡进展状态，而且病灶在既往照射野外，具备局部放疗指征。此外，已有前瞻性研究证实，在免疫治疗进展后，加入局部放疗，可以改善延长患者的无病生存期，改善免疫治疗的疗效。从机制上来说，放疗可增加肿瘤抗原的表达和提呈，从而增强免疫治疗诱导的免疫应答；还可以增加细胞毒性T细胞的浸润和活性，促进抗原释放，减少组织中的免疫相关抑制性细胞，最终增强免疫治疗的疗效。

　　在再程放疗中，我们需要关注放疗靶区与剂量是否存在重叠。部分危及的器官，如脊髓、肺及食管等，如果在短期内接受了剂量叠加，不良反应的发生率会明显提高。该例患者的再程放疗靶区局限于右侧锁骨上区进展淋巴结，范围与此前的靶区无重叠，不会增加不良反应的发生。

Q3. 患者至今仍在接受免疫维持治疗，对于免疫维持治疗的时长问题，您在临床中是如何决策的？

　　对于局部晚期的患者来说，一项正在进行的临床研究（NCT04522336，帕博利珠单抗）将放化疗后的免疫维持治疗时间设置在2年左右（每3周一个周期，共30周期），但目前该研究尚未报道结果。而对于晚期食管癌，ESCORT-1st研究证实了化疗联合卡瑞利珠单抗可以显著改善生存，其研究方案中免疫维持治疗的最长时间也是2年。目前正在进行的一项晚期食管癌放疗联合免疫治疗的研究（NCT04512417，卡瑞利珠单抗），也将免疫维持治疗的最长时间设置在2年。在临床实践中，除了要参考临床研究的结果，也要注意患者的个人情况及经济条件，基本的免疫维持治疗的时间可以设置为

1～2年，在没有严重不良反应的情况下，也可以适当延长免疫治疗维持时间。

Q4. 请您对这一病例进行概括性的点评与总结。

　　该患者是局部晚期食管癌放疗联合免疫治疗成功的典型案例。患者因局部肿瘤负荷较大，先接受4周期的卡瑞利珠单抗＋白蛋白紫杉醇＋顺铂治疗，疗效评价为PR，此后，患者再接受局部放疗同步卡瑞利珠单抗治疗。虽然出现食管气管沟淋巴结寡进展，但在卡瑞利珠单抗治疗及针对寡转移病灶的局部放疗治疗后病情稳定。整个治疗过程中，患者获得了较长的总体无进展生存期，且未出现严重的治疗相关不良反应。通过这样一个典型的病例，我们可以确定放疗在局部晚期食管癌及免疫治疗后寡进展的食管癌患者中的重要作用，值得开展临床研究进一步探索。

（井绪泉　巩合义）

参 考 文 献

［1］NCCN Guidelines of Esophageal and Esophagogastric Junction Cancers，Version 2．2021［EB/OL］.［2021-06-22］. https：//www.nccn.org/.

［2］中国医师协会放射肿瘤治疗医师分会，中华医学会放射肿瘤治疗学分会，中国抗癌协会肿瘤放射治疗专业委员会. 中国食管癌放射治疗指南（2022年版）［J］. 国际肿瘤学杂志，2012，49（11）：641-657.

［3］ZHANG J，LI M，ZHANG K，et al. Concurrent chemoradiation of different doses（50.4Gy vs. 59.4Gy）and different target field（ENI vs. IFI）for locally advanced esophageal squamous cell carcinoma：results from a randomized，multicenter phase Ⅲ clinical trial［J］. Int J Radiat Oncol Biol Phys，2022，114（3 Supplement）：S15.

［4］徐裕金，朱卫国，LIAO Z，等. 同步放化疗60Gy对比50Gy剂量治疗不可手术食管鳞状细胞癌的多中心随机对照研究［J］. 中华医学杂志，2020，100（23）：1783-1788.

［5］LUO H，LU J，BAI Y，et al. Effect of camrelizumab vs placebo added to chemotherapy on survival and progression-free survival in patients with advanced or metastatic esophageal squamous cell carcinoma：the ESCORT-1st randomized clinical trial［J］. JAMA，2021，326（10）：916-925.

病例8

免疫联合化疗序贯放疗、化疗、免疫三联同步治疗有广泛淋巴结转移的晚期食管癌

一、病例摘要

患者，男性，67岁，主因"吞咽困难1个月"于2022年1月入院。

（一）现病史

患者于2021年12月无明显诱因出现吞咽困难，无前胸后背疼痛，无饮水呛咳，无反酸、呃逆。2022年1月12日就诊于我院。

（二）既往史、个人史及家族史

既往体健，个人史及家族史无特殊。

（三）体格检查

ECOG 1分；颈部及双锁上未触及肿大淋巴结，心、肺、腹（－）。

（四）辅助检查

1. 胃镜：进镜距门齿33～36cm可见不规则肿物向管腔生长，触之出血，表面凹凸不平。

2. 病理：鳞状细胞癌。会诊结果为鳞状上皮重度异型增生癌变。免疫组化：PD-L1表达水平（DAKO 22C3）CPS 2，（VENTANA SP263）CPS 2。

3. 胸腹增强CT：食管中段壁增厚，符合癌表现；左锁上、纵隔（2、4、5、7区）、胃小弯区及腹膜后多发肿大淋巴结（图8-1）。

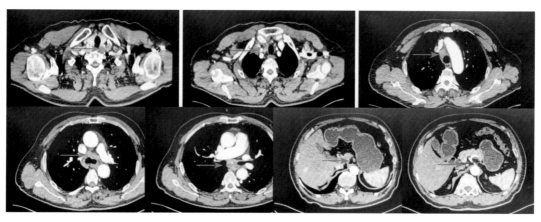

图8-1　胸腹增强CT

4. 食管X线钡餐：食管中段正常黏膜破坏，管壁僵硬，管腔狭窄，可见充盈缺损，造影剂通过受阻，长度约4cm（图8-2）。

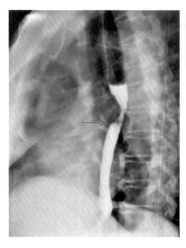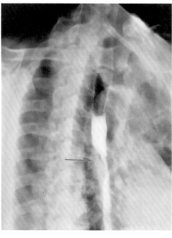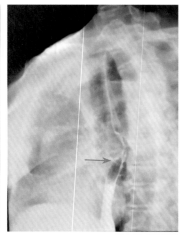

图8-2　食管X线钡餐

5. 浅表淋巴结超声：双锁上可见数个低回声淋巴结，部分形态欠规则，边界不清，左侧较大者约1.8cm×1.2cm，右侧较大者约1.3cm×0.8cm，CDFI：其内可见血流信号。超声提示：双侧锁骨上窝多发淋巴结肿大。

6. 血常规、肝肾功能、电解质、心肌酶、肌钙蛋白Ⅰ、甲功五项、垂体激素等血液学指标未见明显异常。

（五）分期与诊断

1. 分期：cT3N2M1 ⅣB期（AJCC第八版）。

2. 诊断：胸中段食管鳞癌cT3N2M1 ⅣB期。

二、诊疗依据

（一）系统治疗方案循证依据

1. 指南推荐：对于远处转移性食管鳞癌患者一线治疗，《2022 CSCO食管癌诊疗指南》推荐卡瑞利珠单抗＋紫杉醇＋顺铂（1A类证据， Ⅰ级推荐）；《中国食管癌放射治疗指南（2021年版）》推荐卡瑞利珠单抗＋紫杉醇＋顺铂（鳞癌，1A类证据， Ⅱ级推荐）。

2. 文献证据：KEYNOTE-590、CheckMate-648、ESCORT-1st、JUPITER-06和ORIENT-15五项大型Ⅲ期临床研究均证实了化疗联合免疫治疗方法在晚期食管鳞癌患者一线治疗中的显著疗效，其中ESCORT-1st研究卡瑞利珠单抗＋紫杉醇＋顺铂，中位PFS 6.9个月，中位OS 15.3个月。

（二）放疗方案循证依据

1. 指南推荐：《中国食管癌放射治疗指南（2021年版）》推荐初诊晚期食管癌患者化疗联合免疫治疗后，转移灶病变缩小或稳定，可考虑原发灶放疗。

2. 作用机制：放疗联合免疫治疗时，放疗可以导致原位疫苗效应，促进肿瘤抗原释放从而激活抗原提呈细胞；还可以改善肿瘤免疫微环境，促使免疫荒漠型肿瘤向免疫炎症型肿瘤转变。

三、诊疗过程

（一）诊疗与评价1

1. 免疫联合化疗：紫杉醇注射液330mg d1，顺铂40mg d1～d3，卡瑞利珠单抗200mg q21d（2022年1月20日、2022年2月17日）。

2. 疗效评价：患者进食不顺症状较前缓解，疗效评价PR。

（二）诊疗与评价2

1. 免疫联合化疗联合放疗

（1）放疗方案：放疗技术6MV-X线，调强放疗；处方剂量60Gy/30F。

靶区勾画：GTV为胸中段食管病变及左锁上、纵隔（2区、4区、5区、7区）多发肿大淋巴结；CTV为累及野照射，食管病变上下外扩2cm，淋巴结外扩0.5cm；PTV为CTV外扩0.5cm。危及器官受量：双肺V5＝58%，V10＝37%，V20＝21%，V30＝16%，平均12Gy；心脏平均24Gy；脊髓Dmax 40Gy（图8-3、图8-4）。

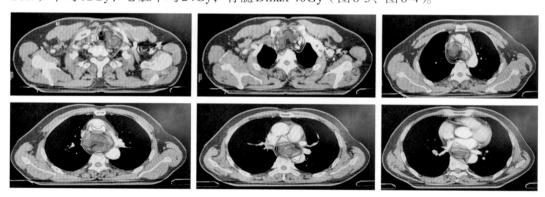

图8-3 放疗靶区

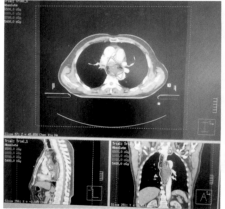
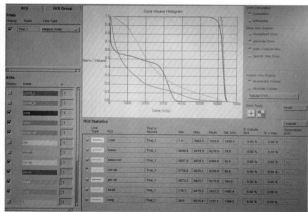

图8-4 放疗计划

（2）化疗方案：紫杉醇注射液330mg d1，顺铂40mg d1～d3，2周期（2022年3月15日、2022年4月13日）。

（3）免疫方案：卡瑞利珠单抗200mg q21d，2周期（2022年3月15日、2022年4月13日）。

2．疗效评价：靶区内病变（食管原发灶，左锁上、纵隔淋巴结）明显缩小（图8-5、图8-6），靶区外病变（腹腔淋巴结）明显缩小，疗效评价PR（图8-7），靶区内外病变用药前后X线胸片对比见图8-8。

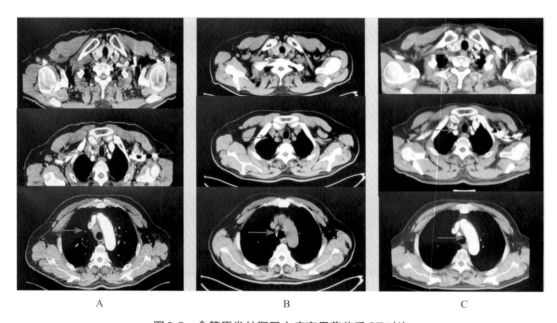

图8-5　食管原发灶靶区内病变用药前后CT对比

注：A.初诊（2022年1月13日）；B.化免2周期（2022年3月10日）；C.放疗结束（2022年5月11日）。

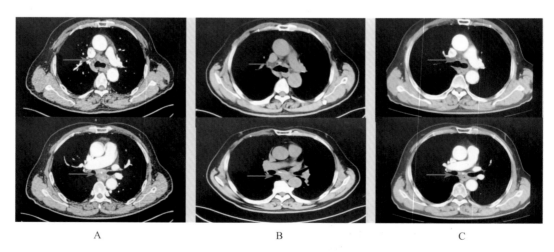

图8-6　左锁上纵隔淋巴结靶区内病变用药前后对比

注：A.初诊（2022年1月13日）；B.化免2周期（2022年3月10日）；C.放疗结束（2022年5月11日）。

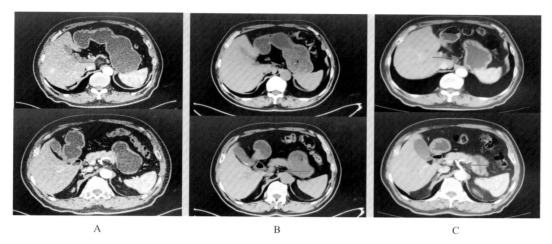

图8-7　腹腔淋巴结靶区外病变用药前后CT对比

注：A.初诊（2022年1月13日）；B.化免2周期（2022年3月10日）；C.放疗结束（2022年5月11日）。

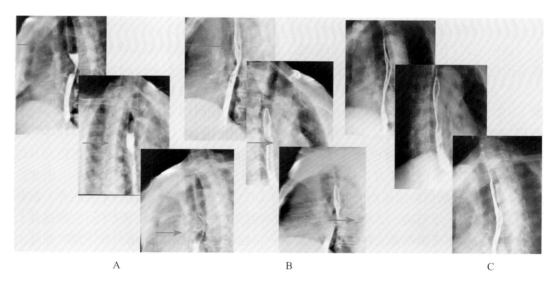

图8-8　靶区内、外病变用药前后X线胸片对比

注：A.初诊（2022年1月13日）；B.化免2周期（2022年3月10日）；C.放疗结束（2022年5月11日）。

（三）诊疗与评价3

诊疗方案

（1）免疫联合化疗：化疗方案，紫杉醇注射液330mg d1，顺铂40mg d1～d3，1周期；免疫方案，卡瑞利珠单抗200mg，1周期（2022年5月11日）。

（2）免疫维持治疗：卡瑞利珠单抗200mg，3周期，免疫单药维持治疗至今。

（四）病例小结

患者为胸中段食管鳞癌（cT3N2M1 ⅣB期），一线行TP方案化疗联合卡瑞利珠单抗治疗，疗效评价PR。保持原治疗方案不变的同时，加行局部放疗，靶区内及靶区外病灶均明显缩小，疗效评价PR，未发生严重的治疗相关不良反应。行TP方案化疗联合卡瑞利珠单抗治疗共5周期后，继续行免疫单药维持治疗（图8-9）。

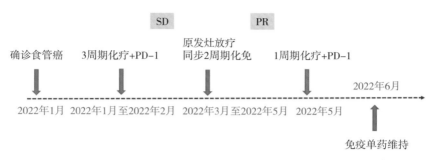

图8-9　治疗过程示意图

四、点评

（一）导师点评（刘青）

该例患者初诊时即为ⅣB期，分期晚，预后不良。采用化疗联合免疫治疗、放疗等综合治疗手段，患者取得较好疗效，现就诊治过程行如下讨论：

首先，患者初诊时依据明确诊断为胸中段食管鳞癌cT3N2M1 ⅣB期（AJCC第八版）。其中病变部位及性质可依据胃镜、CT、造影及病理明确诊断。CT示食管管壁增厚，与周围结构不密切。食管造影呈溃疡型，因此临床诊断cT3期。胸部CT显示纵隔（2区、4L区、5区、7区）淋巴结转移，依据AJCC第八版分期为N2期。锁上淋巴结B超示：双锁上多发淋巴结肿大、腹部增强CT示胃小弯及腹膜后多发肿大淋巴结，由此诊断为M1期。此病例临床诊断依据存在不足：①CT判断T分期仍存在一定局限性，需联合超声内镜进一步明确；②患者入院时查体未触及肿大淋巴结，胸部CT示左侧锁骨上淋巴结肿大，而双侧锁骨上B超显示双侧肿大淋巴结，因此需行B超引导下双侧锁骨上淋巴结针吸活检以明确病理诊断；③腹部强化CT所示胃小弯及腹膜后多发肿大淋巴结，但部分淋巴结短径＜1cm，缺乏PET-CT进一步明确淋巴结性质及转移范围。

对于转移性食管癌患者，基于多项研究结果，化疗联合免疫治疗模式已成为NCCN及CSCO指南推荐的一线标准治疗。此例患者一般状况良好（ECOG 1分），且PD-L1呈阳性表达（CPS 2），提示患者适合采用化免联合治疗方案。患者应用TP方案化疗联合卡瑞利珠单抗治疗2周期后症状缓解，影像学疗效评价PR，耐受性可，说明此方案安全可行。

《中国食管癌放射治疗指南（2021年版）》基于前期研究报道提出，对于晚期病变化疗后转移灶缩小或稳定，可考虑原发灶放疗，从而延长患者OS，改善患者临床症状。该病例特点是伴随远处淋巴结多站转移，未出现实质脏器转移。故采用累及野照射，应用精准调强放疗技术，从而有效降低肺部、心脏受照剂量，放疗同期应用化疗联合免疫治疗2周期，患者未发生严重的治疗相关毒性反应，达到了较好的局部疗效。该例患者在放疗介入后非照射野内的转移灶（胃左、腹腔淋巴结）也明显缩小，说明放疗联合免疫治疗可进一步诱导全身免疫反应，产生远隔效应。该患者治疗后疗效评价方面存在不足，由于初始B超提示双侧锁骨上淋巴结肿大，而照射范围为胸中段食管病变及CT模拟定位时可见的左侧锁骨上淋巴结和纵隔（2区、4区、5区、7区）多发肿大淋巴结。后续未见颈部浅表淋巴结B超的随访评价。

目前患者采用免疫药物维持治疗，耐受性可。但免疫治疗维持的时间目前未达成共识。关于如何筛选获益人群、放疗介入的时机、放疗靶区及剂量的设定等疑问，仍需开展临床研究深入探讨。

（二）专家点评（高献书）

Q1. 请您对该病例做概括性的点评与总结。

该患者是一名以非区域淋巴结转移为特点的Ⅳ期食管鳞癌患者，经历了标准方案的双药化疗联合免疫治疗，在达到PR后增加局部放疗，并继续药物治疗，最终在短期的随访中获得近似CR的效果，是一个非常不错的临床病例。但是，也存在以下缺点：①诊断层面，初始阶段没有PET-CT和脑MRI作为全身筛查的金标准，可能导致一些病灶的漏诊；没有使用超声内镜得到明确的T分期。②评效方面：对于疗效的评价主要采用造影、CT等影像学检查，没有内镜以及活检的评效。③不良反应方面：没有提到患者整个治疗过程中的不良反应及生活质量问题。

Q2. 该病例的诊疗方案您考量的因素有哪些？

1. 患者情况

（1）年龄及一般情况：该患者为老年男性，PS评分1分，一般情况良好，可耐受标准治疗方案。

（2）诊断：胸中段食管鳞癌（cT3N2M1 ⅣB期），需根据患者明确诊断以确定综合治疗方案。

（3）免疫指标：CPS 2（DAKO 33C3）CPS 2（VENTANA SP263）在免疫治疗时代，PD-L1等相关检测用于指导免疫治疗同样重要。

2. 指南与共识推荐：对于ⅣB期食管鳞癌，2022年V2版《NCCN食管和食管胃交界癌诊疗指南》《2022 CSCO食管癌诊疗指南》《中国食管癌放射治疗指南（2021年版）》中推荐的标准治疗方案包括双药化疗联合免疫治疗。因此，该患者需采用晚期一线标准治疗方案。

3. 结合患者个人情况及相关研究进展的个体化方案：在标准治疗基础上，结合患者疾病特点、相关研究进展进行治疗方案的优化。该患者虽然是ⅣB期，标准方案是药物治疗，但在此基础上增加了原发灶及（区域/非区域）淋巴结的放疗。

4. 治疗过程中的细节问题

（1）具体的化疗方案、免疫药物的选择，不同的指南推荐不同，如何甄别主要根据国人自己的临床研究结果以及国人对化疗的耐受力等。

（2）放疗与免疫治疗的联合时机、间隔时间等因素均需考虑。

（3）不良反应处理、评效手段等。

Q3. 放免联合方案中放疗的介入时机和安全性是怎样的？

在胸部肿瘤放疗联合免疫治疗的时机方面，PACIFIC研究开启了肺癌胸部放疗联合免疫治疗时代，而肺癌胸部放疗与ICI联合的临床研究也逐渐涌现。因此，现在是大家更加关注胸部放疗与免疫治疗联合应用的时候，更加关注这种治疗方法在相关肺炎中的情况。在各类研究中，常规胸部放后单药ICI治疗的肺炎发生率情况为：全级别肺炎10% ～ 44%，G3 ＋肺炎0 ～ 12%。安全性可接受，真实世界中肺炎的发生率可能会相对高于临床研究结果。

对于免疫治疗与放射治疗，中国医学科学院肿瘤医院最新发表的一篇肺癌胸部放疗后免疫检查点抑制剂治疗的治疗相关肺炎概况及危险因素文章中显示，中国肺癌患者胸部放疗后接受ICI治疗，全级别治疗相关肺炎的发生率偏高（55.5%），但G2 ＋（25.5%）和G3 ＋（4.1%）肺炎的发生率可接受。胸部放疗和免疫治疗间隔＜3个月是G2 ＋肺炎的独立相关因素，但不增加严重肺炎的发生，整体安全。剂量学参数双肺V5、V20和MLD可能用于预测治疗相关肺炎的发生。实际上在*JAMA*上也有一个类似的研究结论，也证实了在放疗后90天内进行免疫治疗，虽然肺炎的发生率高，但主要升高的是低级别肺炎。所以，放疗与免疫联合治疗时可能更需要关注的是患者的肺功能状态和放疗剂量学参数，间隔时间长短可能并非决定性因素。

Q4. 您如何看待放免联合方案在食管癌领域的应用前景？有何设想与期待？

对于局限期及局部晚期食管癌，术前放化疗后未达到pCR的患者Nivo免疫治疗维持的方案已经成为2022年V2版《NCCN食管和食管胃交界癌诊疗指南》1类治疗推荐。此外，根治性同步放化疗联合免疫治疗的研究也在如火如荼地开展。

对于转移性食管癌双药化疗联合免疫治疗目前是多数指南中的标准治疗方案推荐。然而无论是化疗还是免疫治疗或者两者的联合，都很难达到pCR的情况，需要进一步的局部治疗以尽可能地得到更高的局部控制率。因此，对于原发灶或转移灶放疗的研究也在陆续开展。具体的放疗介入时机、剂量和放疗范围尚无明确定论，所以在该领域的上述研究，非常值得进一步研究探讨。

（三）主编总评（庞青松）

该病例治疗过程规范，即便没有取得十分惊喜的治疗结果，但对晚期食管癌的临床治疗具有启发意义。该例患者初诊时已出现纵隔淋巴结转移（2区、4区、5区、7区）和双侧锁骨上、胃小弯、腹膜后淋巴结转移。尽管肿瘤原发灶直径不长（4cm），但由于存在胃小弯、腹膜后淋巴结转移，该患者被归为ⅣB期。

治疗团队按美国癌症联合委员会（AJCC）食管癌分期系统将该例患者转移淋巴结进行了分区，将双侧锁骨上、胃小弯、腹膜后转移淋巴结转移归为非区域转移淋巴，但需要指出的是，目前关于锁骨上淋巴结转移是否为远处转移存在争议，尽管在AJCC分期中定义为远处转移，但在日本食道协会（JES）的食管癌TNM分期中，锁骨上转移淋巴结被归为胸段食管癌的区域淋巴结。

在治疗方面，治疗团队依据指南为患者选择了标准的紫杉醇注射液＋顺铂（TP）方案联合卡瑞利珠单抗。基于ESCORT-1st研究的出色数据，《2022 CSCO食管癌诊疗指南》将卡瑞利珠单抗＋TP方案列为晚期食管鳞癌一线治疗的推荐方案（1A）。治疗1周期后，患者进食不顺症状较前缓解；2周期后影像学随访发现病灶较前缩小，达到部分缓解（PR）。在此基础上，治疗团队为患者加上了放疗，以期巩固疗效，并且在放疗结束后仍维持PR。放疗的靶区包括胸中段食管病变及左锁骨上和纵隔多发肿大淋巴结，较为遗憾的是，并未能将所有的转移淋巴结包括进去。从影像学随访来看，腹膜后淋巴结已明显缩小，如果能够将放疗靶区覆盖到这一区域，或可以达到根治性放疗的目的。治疗团队为该病例选择的60Gy处方剂量，较指南推荐的50Gy更高一点儿。该病例距离根治性放疗仅有一步之遥，可以考虑将范围扩大，剂量适当调低。

关于后续维持治疗，选择化疗还是免疫治疗仍存在争议，作者也提出了这一疑惑。在患者病灶稳定的前提下，可以在放疗联合免疫＋化疗之后选择免疫维持治疗，但未来仍有待更多临床试验去探索更为优化的治疗方案。

众所周知，免疫治疗联合放疗具有系统抗肿瘤作用，有望为患者带来更理想的疾病控制效果，但与此同时，也有很多学者提出两种治疗手段的联合是否会导致毒性的叠加。放疗联合免疫治疗是否导致不良反应发生率的增高，一直是临床中医生十分关心的问题。该例患者接受放免联合治疗，安全性良好，并未出现严重不良反应。但放免联合治疗的安全性需要大规模的临床试验予以验证，需要在更多临床研究和实践中总结经验。

总而言之，该例晚期食管鳞癌患者的治疗十分规范，在卡瑞利珠单抗＋TP方案的基础上联合放疗，有效地控制了原发病灶和淋巴结转移灶的进展，为患者带来了生存获益。不足之处在于缺少超声内镜评估，放疗的靶区范围可适当扩大，从而能够令诊断和治疗更为精准。

（曹　峰　刘　青）

参　考　文　献

［1］XU J，KATO K，RAYMOND，E，et al. Tislelizumab plus chemotherapy versus placebo plus chemotherapy as first-line treatment for advanced or metastatic oesophageal squamous cell carcinoma（RATIONALE-306）：a global，randomised，placebo-controlled，phase 3 study［J］. LANCET ONCOL，2023，24（5）：483-495.

［2］SUN J M，SHEN L，SHAH MA，et al. Pembrolizumab plus chemotherapy versus chemotherapy alone for first-line treatment of advanced oesophageal cancer（KEYNOTE-590）：a randomised，placebo-controlled，phase study［J］. LANCET，2021，398（10302）：759-771.

［3］DOKI Y，AJANI JA，KATO K，et al. Nivolumab combination therapy in advanced esophageal squamous-cell carcinoma［J］. NEW ENGL J MED，2022，386（5）：449-462.

［4］LUO H，LU J，BAI Y，et al. Effect of camrelizumab vs placebo added to chemotherapy on survival and progression-free survival in patients with advanced or metastatic esophageal squamous cell carcinoma：the ESCORT-1st randomized clinical trial［J］. IJAMA-J AM MED ASSOC，2021，326（10）：916-925.

［5］LU Z，WANG J，SHU，Y，et al. Sintilimab versus placebo in combination with chemotherapy as first line treatment for locally advanced or metastatic oesophageal squamous cell carcinoma（ORIENT-15）：multicentre，randomised，double blind，phase 3 trial［J］. BMJ，2022，19（377）：e068714.

［6］WANG ZX，CUI C，YAO J，et al. Toripalimab plus chemotherapy in treatment-naïve，advanced esophageal squamous cell carcinoma（JUPITER-06）：A multi-center phase 3 trial［J］. CANCER CELL，2022，40（3）：277-288.

［7］SONG Y，ZHANG B，XIN D，et al. First-line serplulimab or placebo plus chemotherapy in PD-L1-positive esophageal squamous cell carcinoma：a randomized，double-blind phase 3 trial［J］. NAT MED，2023，29（2）：473-482.

［8］LI J，WEN Y，XIANG Z，et al. Radical radiotherapy for metachronous oligometastasis after initial treatment of esophageal cancer［J］. RADIOTHER ONCOL，2021，154：201-206.

［9］SHI Z，ZHU X，RUAN C，et al. Evaluation of concurrent chemoradiotherapy for survival outcomes in patients with synchronous oligometastatic esophageal squamous cell carcinoma［J］. JAMA Netw Open，2022，5（12）：e2244619.

［10］DUAN Y，QIN W，YANG L，et al. Safety and efficacy of concurrent or sequential radiotherapy plus（PD-1）inhibitors in oligometastatic esophageal cancer［J］. Cancer Manag Res，2023，14（15）：55-65.

［11］NGWA W，IRABOR OC，SCHOENFELD JD，et al. Using immunotherapy to boost the abscopal effect［J］. Nat Rev Cancer，2018，18（5）：313-322.

病例9　进食不顺伴进食后上腹饱胀感1个月

一、病例摘要

患者，男性，69岁，主因"进食不顺伴进食后上腹饱胀感1个月"于2022年6月12日入院。

（一）现病史

患者于2022年5月无明显诱因出现进食不顺，伴进食后上腹饱胀感，无进食呛咳，无前胸后背疼痛，无反酸、呃逆。2022年6月12日就诊于我院。

（二）既往史、个人史及家族史

既往冠心病10年，规律口服阿托伐他汀钙片、富马酸比索洛尔、阿司匹林肠溶片。无高血压、糖尿病病史，个人史及家族史无特殊。

（三）体格检查

ECOG 1分；右锁上可触及一肿大淋巴结，直径约1.5cm，质韧、活动度差、无压痛，余浅表淋巴结（-），心、肺、腹（-）。

（四）辅助检查

1. 胃镜：距门齿30 ~ 37cm处食管黏膜可见新生物，约7cm×4cm，表面覆白苔，质脆，触之易出血，局部扩张差，镜身勉强通过，齿线距门齿约40cm。

2. 病理＋免疫组化：低分化癌，倾向低分化鳞状细胞癌。PD-L1表达水平，（DAKO 22C3）CPS 60，（VENTANA SP263）CPS 60。

3. 胸腹增强CT：食管中下段管壁增厚；纵隔、胃小弯侧、腹膜后多发肿大淋巴结转移；肝右叶低密度影，不除外转移（图9-1）。

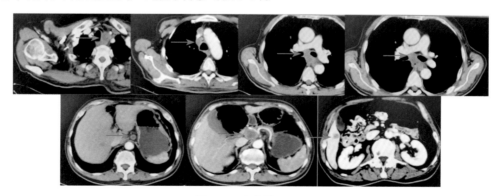

图9-1　胸腹增强CT

4. 食管X线钡餐：食管中下段正常黏膜消失，管壁僵硬欠光滑，管腔狭窄，钡剂通过受阻，长度约6.5cm（图9-2）。

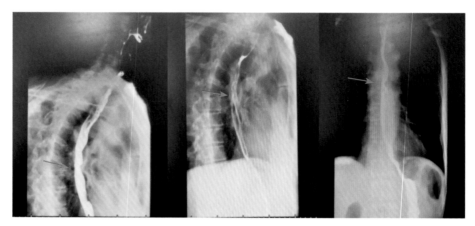

图9-2　食管X线钡餐

5. PET-CT：食管中下段管壁不均匀增厚伴局部管腔明显狭窄，病变长度约7.9cm，呈异常高代谢；右锁骨上区、纵隔、肝胃间隙及胰腺周围多发高代谢淋巴结，考虑转移；肝右叶Ⅴ、Ⅵ段两个高代谢，考虑转移。

6. 血常规、肝肾功能、电解质、心肌酶、肌钙蛋白Ⅰ、甲功五项、垂体激素等血液学指标未见明显异常。

（五）分期与诊断

1. 分期：cT3N2M1 ⅣB期（AJCC第八版）。

2. 诊断：胸下段食管鳞癌cT3N2M1 ⅣB期。

二、诊疗依据

（一）**系统治疗方案循证依据**

1. 指南推荐：对于远处转移性食管鳞癌患者一线治疗，《2022 CSCO食管癌诊疗指南》推荐卡瑞利珠单抗＋紫杉醇＋顺铂（1A类证据，Ⅰ级推荐）；《中国食管癌放射治疗指南（2021年版）》推荐卡瑞利珠单抗＋紫杉醇＋顺铂（鳞癌，1A类证据，Ⅱ级推荐）。

2. 文献证据：KEYNOTE-590、CheckMate-648、ESCORT-1st、JUPITER-06和ORIENT-15五项大型Ⅲ期临床研究均证实了化疗联合免疫治疗方法在晚期食管鳞癌患者一线治疗的显著疗效，其中ESCORT-1st研究卡瑞利珠单抗＋紫杉醇＋顺铂，中位PFS 6.9个月，中位OS 15.3个月。

（二）**放疗方案循证依据**

1. 指南推荐：《中国食管癌放射治疗指南（2021年版）》推荐初诊晚期食管癌患者化疗联合免疫治疗后，转移灶病变缩小或稳定，可考虑原发灶放疗。

2.作用机制：放疗联合免疫治疗时，放疗可以导致原位疫苗效应，促进肿瘤抗原释放从而激活抗原提呈细胞；还可以改善肿瘤免疫微环境，促使免疫荒漠型肿瘤向免疫炎症型肿瘤转变。

三、诊疗过程

（一）诊疗与评价1

1.免疫联合化疗（2022年6月15日、2022年7月10日和2022年8月3日）：紫杉醇注射液330mg d1，顺铂40mg d1～d3，卡瑞利珠单抗200mg q21d，3周期。

2.疗效评价：疗效评价SD，但患者吞咽哽噎症状较前缓解。用药前后胸部CT对比见图9-3。

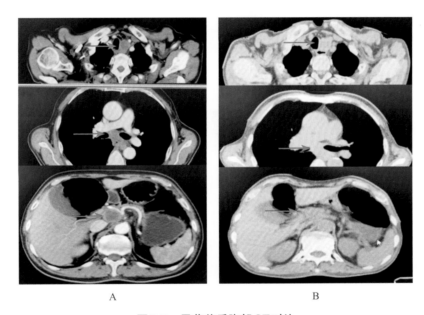

A   B

图9-3 用药前后胸部CT对比

注：A.初诊（2022年6月7日）；B.化免3周期（2022年8月10日）。

（二）诊疗与评价2

1.免疫联合化疗联合放疗

（1）放疗方案：放疗技术6MV-X线，调强放疗；处方剂量60Gy/30F（图9-4）。靶区勾画：GTV为胸下段食管病变及右锁上、纵隔（2区、4区、7区）多发肿大淋巴结；CTV为累及野照射，食管病变上下外扩2cm，淋巴结外扩0.5cm；PTV为CTV外扩0.5cm（图9-5）。危及器官受量：双肺V5＝60%，V10＝46%，V20＝27%，V30＝16%，平均1364cGy；心脏平均2448cGy；脊髓Dmax 4486cGy。

（2）化疗方案：紫杉醇注射液330mg d1，顺铂40mg d1～d3，2周期。

（3）免疫方案：卡瑞利珠单抗200mg q21d，2周期。

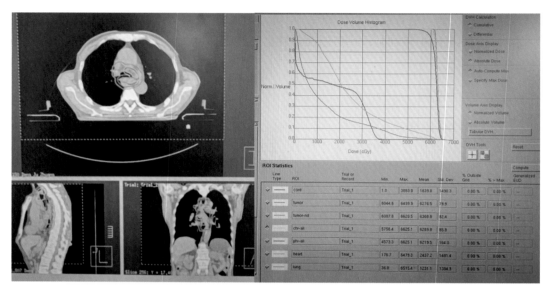

图9-4 放疗计划

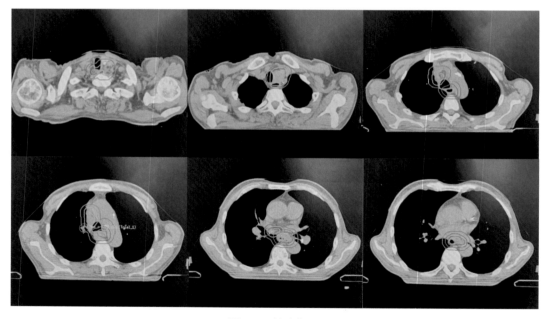

图9-5 放疗靶区

2. 疗效评价：靶区内病变（食管原发灶，右锁上、纵隔淋巴结）明显缩小（图9-6），靶区外病变（腹腔淋巴结）明显缩小，疗效评价PR（图9-7）。

（三）诊疗与评价3

1. 诊疗方案

（1）免疫联合化疗：化疗方案，紫杉醇注射液330mg d1，顺铂40mg d1～d3，1周

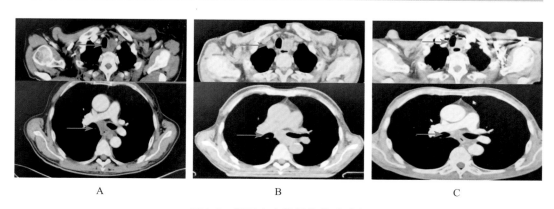

图9-6 靶区内病灶用药前后对比

注：A.初诊（2022年6月7日）；B.化免3周期（2022年8月10日）；C.放疗结束（2022年10月11日）。

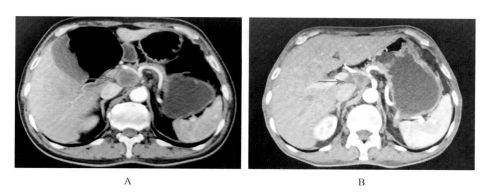

图9-7 靶区外病灶用药前后对比

注：A.用药前；B.用药后。

期；免疫方案，卡瑞利珠单抗200mg，1周期。

（2）免疫维持治疗方案：卡瑞利珠单抗200mg，3周期，免疫单药维持治疗至今。

（3）肝转移灶微波消融术（图9-8）。

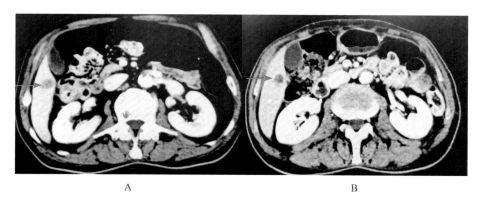

图9-8 肝转移灶微波消融术前后对比

注：A.术前；B.术后。

（四）病例小结

患者为食管胸下段鳞状细胞癌（cT3N2M1 ⅣB期）伴肝转移，一线行TP方案化疗联合卡瑞利珠单抗治疗，进食哽噎症状较前缓解，疗效评价SD。保持原治疗方案不变的同时，加行局部放疗，靶区内及靶区外病灶均明显缩小，疗效评价PR，未发生严重的治疗相关不良反应。行TP方案化疗联合卡瑞利珠单抗治疗共6周期后，继续行免疫单药维持治疗。2022年11月18日，患者顺利行肝转移病灶微波消融术。目前，患者仍在卡瑞利珠单抗单药维持治疗中（图9-9）。

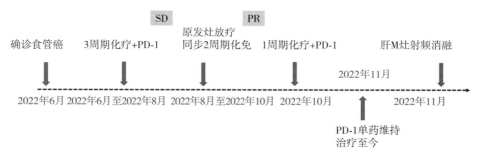

图9-9 治疗过程示意

四、点评

（一）导师点评（刘青）

该例患者为老年食管癌，初诊时即为ⅣB期，病期晚，预后不良。采用化疗联合免疫治疗、放疗等综合治疗手段，患者取得较好疗效，现总结治疗体会具体如下。

1. 系统治疗方案的选择：患者为食管鳞癌广泛淋巴结转移、肝转移，ⅣB期疾患应以全身治疗方案为主。ESCORT-1st研究是首个评估卡瑞利珠单抗联合紫杉醇和顺铂（TP）用于中国人群晚期食管鳞癌一线治疗的随机、双盲、安慰剂对照、多中心Ⅲ期临床研究，纳入596例晚期食管鳞癌，以1:1随机分配至卡瑞利珠单抗＋TP组和安慰剂＋TP组，其中肝转移比率联合治疗组为23.2%，安慰剂组为22.8%。研究结果表明，卡瑞利珠单抗＋TP组与安慰剂＋TP组相比可以显著延长患者中位OS（15.3个月 *vs* 12.0个月，$P = 0.001$），死亡风险降低30%（HR＝0.7，95%CI 0.56～0.88）。联合治疗组患者PFS也明显获益（6.9个月 *vs* 5.6个月，$P < 0.001$），疾病进展风险降低44%（HR＝0.56，95%CI 0.46～0.68）。亚组分析结果表明，无论PD-L1表达水平如何、肝转移与否，患者均可从免疫联合化疗方案中获益。两组患者的严重不良反应及生活质量均无明显差异，联合治疗组≥3级免疫相关不良反应发生率极低。ESCORT-1st研究证实了卡瑞利珠单抗联合TP方案在中国晚期食管鳞癌患者中的疗效和安全性，入组标准及采用的化疗方案更符合中国人群特征及临床应用的实际状况。由此可见，卡瑞利珠单抗联合TP方案化疗于2022年纳入《CSCO食管癌诊疗指南》的晚期食管鳞癌的一线治疗方案（IA类证据，Ⅰ级推荐）。

另外，在ESCORT-1st研究中PD-L1 TPS≥1%亚组早期生存曲线分开明显，但PD-L1阴性患者生存曲线在随访的最初几个月内多次交叉，提示PD-L1 TPS≥1%的晚期食管鳞癌患者更可能从卡瑞利珠联合治疗方案中获益。KEYNOTE-590研究中，中国亚组分析结果显示，在CPS≥10亚组人群中死亡风险显著降低67%（HR = 0.33，95% CI 0.16～0.66）。该例患者PD-L1呈高表达水平（CPS 60），因此更可能获益于卡瑞利珠单抗联合TP化疗方案。患者虽高龄但一般状况良好（ECOG 1分），耐受性可，3周期治疗后病情稳定，且未出现严重治疗相关不良反应，说明对于老年晚期食管癌在充分考虑患者耐受性的前提下，对于PD-L高表达患者可积极采取化疗联合免疫一线治疗模式。

2. IV期食管癌放疗价值及时机：多项研究证实对于经过以化疗为基础的系统治疗后，病情稳定或改善的转移性食管癌患者，食管病变局部放疗的加入可延长患者OS。该例患者在化疗联合免疫治疗3周期后进食梗阻症状减轻，但病变保持稳定状态。在适时加入放疗后食管病变及区域转移淋巴结均明显缩小，且未发生严重的治疗相关不良反应。

3. 放疗联合免疫治疗的价值：放疗可以同时调动先天性和适应性免疫，诱导肿瘤特异性T细胞，建立对肿瘤的免疫记忆，对免疫系统产生影响。此外，放疗均可促进细胞因子和其他炎症分子的释放，上调PD-L1表达水平，从而增强肿瘤对于免疫治疗的敏感性。该例患者在放疗介入后不仅食管局部病变明显缩小，非照射野内的转移灶（腹腔淋巴结）也明显缩小，说明放疗联合免疫治疗可进一步诱导全身免疫反应，产生"远隔效应"。但目前关于转移性食管癌在化疗联合免疫治疗模式下，局部放疗的价值及毒性反应的相关研究较少，仍需进一步开展大型、前瞻性、Ⅲ期临床研究深入探讨。

4. 放疗靶区：多项随机研究及META分析均证实食管癌淋巴结累及野照射与选择性淋巴结引流区照射相比较，整体疗效无明显差异，且可降低毒性反应。在免疫治疗时代，考虑到免疫性肺损伤、心脏毒性的发生，对于食管癌放疗患者更推荐选择较小的照射野以降低治疗相关毒性反应的发生概率及等级。Ⅳ期食管癌应以全身治疗为主，放疗作为姑息治疗的手段更应避免采用过大的照射野。该例患者应用累及野照射，有效降低肺部、心脏受照剂量，患者未发生严重的放疗相关毒性反应。

（二）专家点评（高献书）

Q1. 患者经免疫联合化疗后，疗效评价SD。在原治疗方案基础上，治疗团队加入了放疗。请您谈一谈，加入放疗是基于怎样的考虑？进行靶区勾画和放射剂量选择时，您有哪些考量？

长期以来，食管癌全身治疗手段非常有限，化疗、靶向治疗在过去几十年来并没有明显的进展，直至近期免疫治疗在食管癌领域取得了一系列的突破，极大地提高了全身治疗在食管癌治疗中的地位。尽管如此，免疫治疗的疗效仍不能完全满足临床需求，免疫联合治疗一直是提升食管癌患者获益的探索方向。

该患者是一例ⅣB期鳞状细胞癌患者，疾病分期较晚，治疗应以全身治疗为主。根治性放化疗是不可切除局部晚期食管癌的标准治疗，鉴于该患者已出现远处转移，放化疗的获益有限。因此，在治疗选择上，选择化疗联合卡瑞利珠单抗治疗，治疗3周期后，疗效评估达到SD。在此基础上，及时加入局部放疗，照射靶区内、外肿瘤病灶均出现明显缩小，结果令人惊喜。从机制而言，免疫治疗联合放化疗可以实现协同增效，并且局部放疗还可以激活全身免疫系统，触发免疫细胞攻击远离照射区域的肿瘤细胞，从而产生远隔效应，使靶区外病灶也出现明显缩小。

放疗需要精准勾画靶区，以降低放疗所带来的不良反应。对于影像学能够观察到的病灶，应在患者能够耐受的前提下选择根治性放疗剂量，但需要注意保护病灶附近的重要器官。考虑到患者的生存质量，并未对该例患者进行大面积的预防照射，正常组织接受放射剂量较低，有效避免了严重不良事件的发生。

Q2. 在免疫联合放疗基础上，加入放射治疗后，靶区内、外病灶均出现明显缩小，疗效评价达PR，未发生严重的治疗相关不良反应。您如何评价这一治疗方案的有效性及安全性？放免联合治疗可以通过哪些机制实现协同增效？

放疗的不良反应源自正常组织接受的照射剂量过高或范围过大，在精确放疗时代，可以通过精准的靶区勾画提高肿瘤病灶的局部剂量，并且降低正常组织的剂量，以保障治疗的安全性。

放疗联合免疫治疗能够实现相互增敏作用，进一步提升肿瘤治疗的效果。基础研究显示，放疗可导致癌细胞DNA断裂，促进肿瘤相关抗原释放，诱导远隔效应，促进机体抗肿瘤免疫反应。目前，对于引发远隔效应的放疗最佳剂量、分次仍不明确，目前已有研究对此展开探索。

该例患者接受放疗后，后续全身治疗疗效也出现了明显改善，原因可能仍与放疗增敏作用有关，被放疗激发的抗肿瘤免疫应答，呈现拖尾效应，在后续全身治疗中持续发挥作用。

Q3. 放免联合疗法在食管癌领域的探索逐渐深入，数据出色。您对于其在食管癌领域的应用前景有何设想与期待？

食管癌是中国常见的消化道肿瘤，全球有50%以上食管癌病例发生在中国。单纯食管癌根治性手术的有效率低，中国早期食管癌患者的5年生存率仅约为30%。为提升中国食管癌患者的生存预后，中国学者在不断探索更优的治疗策略。CROSS研究奠定了局部晚期可切除食管癌术前同步放化疗全球标准治疗的地位，5年OS率提升至47%，此后，中国学者也在中国人群中验证了这一方案的有效性。近年来，随着免疫治疗时代的到来，新辅助放化疗＋根治性手术＋辅助免疫治疗的模式进一步提高了患者的生存获益。

食管癌领域多种治疗手段不断取得新进展，在这一背景下，精准治疗是未来探索的目标。如何有效筛选适合接受免疫联合治疗的优势群体，能否在同步放化疗联合免疫治疗的治疗策略下豁免手术，仍有待未来开展更多的研究。

Q4. 请您对这一病例进行概括性的点评与总结。

该例患者是一例分期较晚的患者，治疗原则应以全身治疗为主。但在初次接受免疫联合化疗后，肿瘤病灶并未明显缩小。及时加用局部放疗，采用免疫联合放化疗策略后出现了肿瘤退缩，有效地控制了疾病的进展。通过这样一个典型的案例，我们看到了免疫联合放化疗这一治疗策略的有效性，值得开展更为深入的探索。与此同时，其他肿瘤治疗中，免疫联合放化疗也取得一定进展，将会为治疗策略的优化提供更多依据。

（三）主编总评（庞青松）

该例患者初诊时已出现肝转移，纵隔淋巴结转移（2区、4区、7区），和右锁上、腹膜后淋巴结转移。治疗团队按美国癌症联合委员会（AJCC）食管癌分期系统将该例患者转移淋巴结进行了分区，并明确区分了区域转移淋巴结和非区域转移淋巴，以指导临床治疗和预测预后。

值得一提的是，当前大多区域/非区域转移淋巴结分类依据的原始数据来源多是接受手术治疗的食管癌患者，非区域转移淋巴往往提示手术清扫难度较大，甚至无法行手术清扫。而针对放疗，部分外科理念中的非区域/区域转移淋巴结概念并不能很好地提示实施放疗的难度和预后。因此，现有的食管癌淋巴结分区标准仍有待进一步细化，以便更为科学合理地指导放疗在食管癌中运用。

该病例的检查比较全面，病理诊断明确。治疗团队应用DAKO 22C3和VENTANA SP263两种方法检测PD-L1表达水平，并取得了一致的结果，联合阳性评分（CPS）均为60，提示两种检测方法较为可靠。在影像学检查方面，为该例患者进行了胸腹增强CT、PET-CT和食管造影，检查比较完善，在此基础上，建议补充超声内镜，有助于进一步明确T分期。

该例患者首先接受系统治疗，选择了紫杉醇注射液＋顺铂（TP）方案联合卡瑞利珠单抗，治疗2周期后，进食不顺症状较前缓解，3周期后疗效评价为SD。近年来，免疫联合化疗在晚期食管癌领域获得突破，TP方案联合卡瑞利珠单抗已经被指南推荐为一线治疗标准方案（Ⅰ级推荐），因此，治疗团队首先为该患者应用了这一系统治疗方案。

近年来，随着技术的进步，手术和放疗在食管癌治疗中的适应证也在不断放宽，部分晚期食管癌患者也能够在联合系统治疗的基础上接受放疗。该例患者应用免疫联合化疗后症状得到改善，并且疾病进展得以控制，在此基础上及时介入放疗，这一方案符合《中国食管癌放射治疗指南（2021年版）》中关于姑息放疗的建议。

放免联合一直是近年来食管癌领域的研究热点，放疗联合免疫治疗具有协同增效的效果，放疗导致原位疫苗效应，并且可以改善肿瘤免疫微环境，从而能够激活免疫。然而，在晚期食管癌患者中放免联合仍有许多问题亟待解决，例如放疗介入的时机、放疗的范围和剂量等问题仍未得到统一的答案。此外，放疗在晚期老年食管癌患者中的疗效与安全性也有待进一步验证，需要更严谨的临床研究提供更充分的证据。需要指出的是，该例患者为69岁，是否符合老年患者的定义需要仔细斟酌。

　　该病例选择的靶区包括胸下段食管病变及右锁上、纵隔2区、4区、7区多发肿大淋巴结，覆盖了原发灶及大部分淋巴结。对于转移性食管癌的放疗靶区范围，目前尚无统一的标准，针对该例患者可以考虑将肝脏转移灶和腹膜后淋巴结划入放疗范围，并适当降低放射剂量，或可能达到根治性的效果。有意思的是，在为该例患者进行放疗时，并未照射腹膜后淋巴结，但在治疗后发现靶区外病变明显缩小，其与免疫治疗联合产生的远隔效应值得探索。

（曹　峰　刘　青）

参 考 文 献

［1］XU J，KATO K，RAYMOND E，et al. Tislelizumab plus chemotherapy versus placebo plus chemo-therapy as first-line treatment for advanced or metastatic oesophageal squamous cell carcinoma（RA-TIONALE-306）: a global, randomised, placebo-controlled, phase 3 study［J］. Lancet Oncol, 2023, 24（5）: 483-495.

［2］SUN J M，SHEN L，SHAH M A，et al. Pembrolizumab plus chemotherapy versus chemotherapy alone for first-line treatment of advanced oesophageal cancer（KEYNOTE-590）: a randomised, pla-cebo-controlled, phase study［J］. Lancet, 2021, 398（10302）: 759-771.

［3］DOKI Y，AJANI J A，KATO K，et al. Nivolumab combination therapy in advanced esophageal squamous-cell carcinoma［J］. New Engl J Med, 2022, 386（5）: 449-462.

［4］LUO H，LU J，BAI Y，et al. Effect of camrelizumab vs placebo added to chemotherapy on survival and progression-free survival in patients with advanced or metastatic esophageal squamous cell carcino-ma: the ESCORT-1st randomized clinical trial［J］. Ijama-j Am Med Assoc, 2021, 326（10）: 916-925.

［5］LU Z，WANG J，SHU Y，et al. Sintilimab versus placebo in combination with chemotherapy as first line treatment for locally advanced or metastatic oesophageal squamous cell carcinoma（ORIENT-15）: multicentre, randomised, double blind, phase 3 trial［J］. BMJ, 2022, 377: e068714.

［6］WANG Z X，CUI C，YAO J，et al. Toripalimab plus chemotherapy in treatment-naïve, advanced esophageal squamous cell carcinoma（JUPITER-06）: A multi-center phase 3 trial［J］. Cancer Cell, 2022, 40（3）: 277-288.

［7］SONG Y，ZHANG B，XIN D，et al. First-line serplulimab or placebo plus chemotherapy in PD-L1-positive esophageal squamous cell carcinoma: a randomized, double-blind phase 3 trial［J］. Nat Med, 2023, 29（2）: 473-482.

［8］LI J，WEN Y，XIANG Z，et al. Radical radiotherapy for metachronous oligometastasis after initial treatment of esophageal cancer［J］. Radiother Oncol, 2021, 154: 201-206.

［9］SHI Z，ZHU X，RUAN C，et al. Evaluation of concurrent chemoradiotherapy for survival outcomes in patients with synchronous oligometastatic esophageal squamous cell carcinoma［J］. JAMA Netw Open, 2022, 5（12）: e2244619.

［10］DUAN Y，QIN W，YANG L，et al. Safety and efficacy of concurrent or sequential radiotherapy plus（PD-1）inhibitors in oligometastatic esophageal cancer［J］. Cancer Manag Res, 2023, 15:

55-65.

［11］WU L，WANG Y，LI B，et al. Toripalimab in combination with induction chemotherapy and subsequent chemoradiation as first-line treatment in patients with advanced/metastatic esophageal carcinoma: protocol for a single-arm, prospective, open-label, phase Ⅱ clinical trial（TR-EAT）［J］. Front Oncol，2022，12: 878851.

［12］SUN Y，ZHANG X L，MAO Q F，et al. Elective nodal irradiation or involved-field irradiation in definitive chemoradiotherapy for esophageal squamous cell cancer: a retrospective analysis in clinical N0 patients［J］. Curr Oncol，2018，25（5）: e423-e429.

［13］LYU J，YISIKANDAER A，LI T，et al. Comparison between the effects of elective nodal irradiation and involved-field irradiation on long-term survival in thoracic esophageal squamous cell carcinoma patients: A prospective，multicenter，randomized，controlled study in China［J］. Cancer Med，2020，9（20）: 7460-7468.

［14］CHENG Y J，JING S W，ZHU L L，et al. Comparison of elective nodal irradiation and involved-field irradiation in esophageal squamous cell carcinoma: a meta-analysis［J］. J Radiat Res，2018，59（5）: 604-615.

［15］ZHU H，RIVIN DEL CAMPO E，YE J，et al. Involved-field irradiation in definitive chemoradiotherapy for locoregional esophageal squamous cell carcinoma: results from the eSO-shanghai 1 trial［J］. Int J Radiat Oncol，2021，110（5）: 1396-1406.

［16］NGWA W，IRABOR OC，SCHOENFELD JD，et al. Using immunotherapy to boost the abscopal effect［J］. Nat Rev Cancer，2018，18（5）: 313-322.

病例10 免疫联合化疗序贯免疫联合放疗治疗有广泛淋巴结转移的双原发晚期食管癌

一、病例摘要

患者，男性，57岁，主因"吞咽不适1月余"2021年11月16日入院。

（一）现病史

患者于入院前1月无明显诱因出现吞咽不适，并进行性加重，不伴胸骨后不适或闷胀，无胸背部疼痛，无呃逆。呕吐，不伴声嘶，无发热寒战等不适。2021年11月16日当地医院CT：食管下段管壁增厚，肝胃间隙增大淋巴结。为求进一步诊疗，就诊我院。患者自发病以来，睡眠正常，饮食稍欠佳，大小便正常，体重1月下降1kg。

（二）既往史、个人史及家族史

否认高血压、糖尿病、心脏病等病史，否认肝炎、结核等传染病史。2008年左手骨折钢钉植入术，腹股沟疝手术。吸烟史40年，每日约10支；饮酒史40年，每日约100ml，已戒除。舅舅淋巴瘤、胃癌病史。

（三）体格检查

ECOG 1分；浅表淋巴结未触及肿大。胸廓对称无畸形，双侧触觉语颤无增强或减弱，双肺叩诊轻音，双肺呼吸音尚清晰，未闻及干湿啰音和摩擦音。头部，心脏，腹部，四肢及神经系统（－）。

（四）辅助检查

1. 胃镜：距门齿27～30cm见3处0.5～0.8cm黏膜隆起，距门齿35～40cm见巨大隆起新生物，约1.5cm×5cm。

2. 病理＋免疫组化：低分化癌，鳞状细胞癌（食管活检）。慢性中度萎缩性胃炎（胃窦小弯活检）。

3. 食管X线钡餐：吞服造影剂见食道胸中下段充盈缺损表现，局部管腔狭窄，管壁僵硬，黏膜纹破坏，造影剂通过稍受阻，另见食道胸上中段处黏膜可疑破坏，边缘欠光整，余段食道未见异常改变，贲门通过良好（图10-1）。

4. 胸腹增强CT：食管胸上段可疑病变，食管中下段占位，肝胃间隙增大淋巴结，建议专项检查；右肺中叶小结节，建议定期随访；两肺纤维灶，请随访（图10-2）。

5. PET-CT：食管上段和下段可见占位，FDG代谢增高，考虑恶性病变；JES（106recL区、106recR区、105区、108区）和腹腔内（胃小弯旁和肝胃间隙）多枚淋巴结肿大，FDG代谢增高，考虑转移性病变；右肺中叶炎性结节，双肺慢性炎症，右肺上

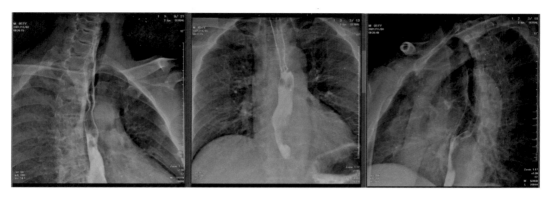

图10-1　食管X线钡餐

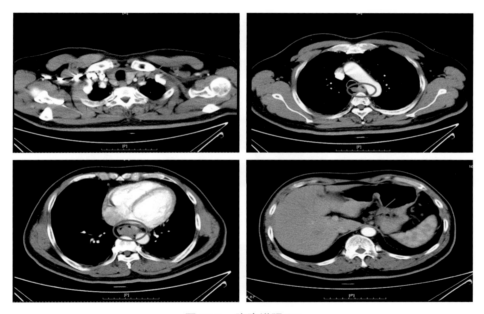

图10-2　胸腹增强CT

叶点状钙化灶；双侧胸膜局部增厚；双侧上颌窦慢性炎症；双侧腭扁桃体和双侧咽扁桃体对称性FDG代谢增高，考虑生理性摄取，建议随诊复查；甲状腺密度欠均匀，FDG代谢不高，建议超声随诊复查；右肾囊肿；双侧股骨上段和双侧坐骨点状高密度影，FDG代谢不高，考虑良性病变（骨岛）；脊椎退行性变；颅内未见FDG代谢异常增高灶，建议结合MRI检查（图10-3）。

6. MRI：胸下段食管占位，T1WI低信号，T2WI高信号，增强后呈边缘环状强化。两肺纹理清晰，走向自然，肺野内未见明显异常信号阴影，提示：胸下段食管占位，考虑食管癌。两肺情况请结合胸部CT检查（图10-4）。

（五）分期与诊断

1. 分期：cTxN3M0 ⅣA期（AJCC第八版）。

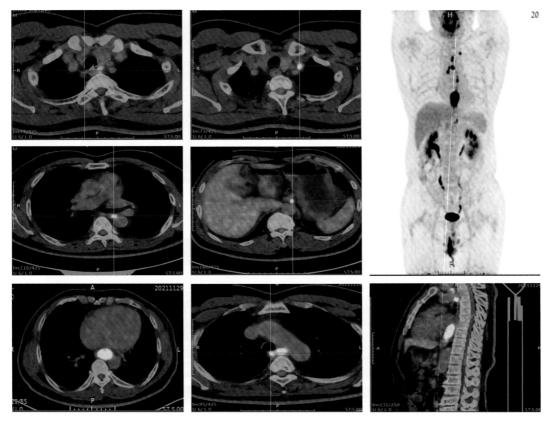

图10-3 PET-CT

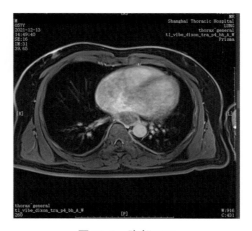

图10-4 胸部MRI

（1）原发灶：食管胸上中段、胸下段鳞癌双原发。

（2）区域淋巴结：纵隔淋巴结转移（JES-106recL区、106recR区、105区、108区），腹腔内（胃小弯旁和肝胃间隙）多枚肿大淋巴结。

（3）远处转移：无。

2. 诊断：食管胸上中段、胸下段鳞癌双原发cTxN3M0 ⅣA期。

二、诊疗依据

（一）系统治疗方案循证依据

1. 指南推荐：对于远处转移性食管鳞癌患者一线治疗，《2022 CSCO食管癌诊疗指南》推荐卡瑞利珠单抗＋紫杉醇＋顺铂（1A类，Ⅰ级）；《中国食管癌放射治疗指南（2021年版）》推荐卡瑞利珠单抗＋紫杉醇＋顺铂（鳞癌，1A类，Ⅱ级）。

2. 文献证据：KEYNOTE-590、CheckMate-648、ESCORT-1st、JUPITER-06和ORIENT-15五项大型Ⅲ期临床研究均证实了化疗联合免疫治疗方法在晚期食管鳞癌患者一线治疗的显著疗效，其中ESCORT-1s研究卡瑞利珠单抗＋紫杉醇＋顺铂，中位无进展生存（PFS）6.9个月，OS 15.3个月。

3. 新辅助化疗联合免疫治疗方案：国内多中心，前瞻性单臂Ⅱ期研究（NICE研究）：经确认的胸段ESCC患者，分期T1b-4aN2-3（≥3站）M0或M1（仅限锁骨上淋巴结转移），卡瑞利珠单抗＋白蛋白紫杉醇＋卡铂Q3W，共2个周期新辅助治疗后行根治性手术。研究结果显示，R0切除率98.0%，pCR40%。肿瘤退缩比例：35例患者（70%）的达到TRG1/TRG2，12例患者（24%）残留超过50%的病灶。结论和预期：该研究证实了卡瑞利珠单抗联合白蛋白紫杉醇和卡铂的可行性，食管鳞癌中新辅助免疫联合化疗似乎比放化疗疗效更好，长期生存获益仍需随访并且验证。

（二）联合放疗方案循证依据

1. 指南推荐：《中国食管癌放射治疗指南（2021年版）》推荐晚期病变化疗后转移灶缩小或稳定，可考虑原发灶放疗。

2. KDOG 0501-P2研究，NCDB数据库等证实，较高的放疗剂量相较于姑息剂量，更有助于控制局部病灶，进而改善转移性食管癌的生存，表明局部控制可能对预后很重要。

3. 作用机制

（1）放疗可激活抗肿瘤免疫并重构免疫微环境：放疗不仅通过诱导适应性抗肿瘤免疫应答，而且可通过修饰免疫微环境中关键免疫细胞的特性，将免疫原性差的肿瘤转化为免疫原性更高的肿瘤，从而增强抗肿瘤免疫反应，并且无论低和高剂量放疗均促进免疫刺激和免疫抑制免疫细胞上调。

（2）免疫治疗可对放疗起增敏作用：肿瘤血管系统异常和功能失调导致肿瘤细胞乏氧后形成放疗抗拒；免疫检查点抑制剂通过T细胞依赖的途径诱导血管正常化；逆转肿瘤局部的乏氧微环境和T细胞浸润；通过这种改善作用增加了肿瘤组织的放疗敏感性，进一步增加了肿瘤退缩。

三、诊疗过程

（一）诊疗与评价1

1. 免疫联合化疗：白蛋白紫杉醇450mg d1，卡铂600mg d1，卡瑞利珠单抗200mg

q21d，3周期。

2．疗效评价：患者吞咽不适症状较前缓解，疗效评价PR。用药前后胸部CT对比可见治疗2周期较治疗前病灶缩小，治疗3周期病灶进一步缩小，FDG代谢受抑（图10-5）。用药前后MR对比，见图10-6。用药前后PET-CT对比，见图10-7。

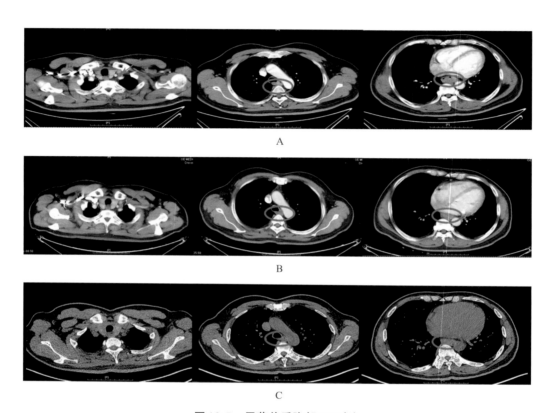

图10-5　用药前后胸部CT对比

注：A.治疗前；B.免疫＋化疗2周期；C.免疫＋化疗3周期。

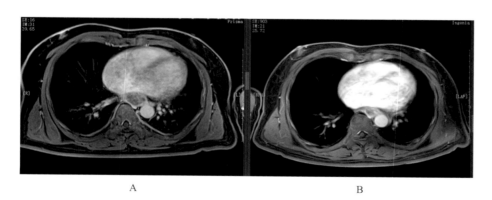

图10-6　用药前后MR对比

注：A.用药前；B.用药后。

（二）诊疗与评价2

告知患者后续治疗方案及相关风险，患者拒绝行手术治疗。顾虑放化疗的不良反应，暂不考虑同步放化疗，要求继续化疗联合免疫。

1. 免疫联合化疗（第四周期）：白蛋白紫杉醇450mg d1，卡铂600mg d1，卡瑞利珠单抗200mg q21d。

2. 疗效评价：患者吞咽不适症状基本同前，疗效评价PR。用药前后胸部CT对比提示病灶较前相仿（图10-8）。

（三）诊疗与评价3

1. 免疫维持联合放疗

（1）放疗方案：放疗技术6MV-X线，调强放疗；处方剂量50.4Gy/28F。GTVp为胸上中段、胸下段食管病变；GTVp上下外扩2cm，形成CTVp；GTVnd为JES（106recL区、106recR区、105区、108区），腹腔内（胃小弯旁和肝胃间隙）多枚肿大淋巴结；CTVp外扩0.8cm形成PTVp-C（50.4Gy/28F）；GTVnd外放0.8cm，形成PTVnd-G

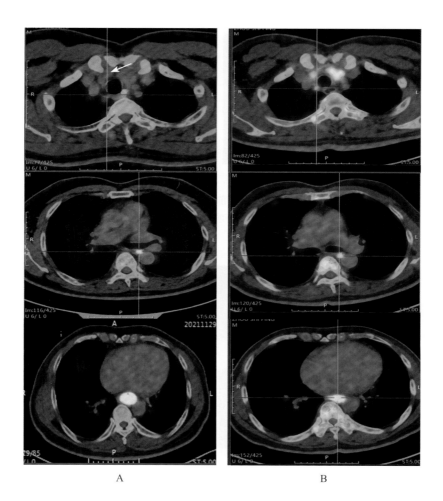

A   B

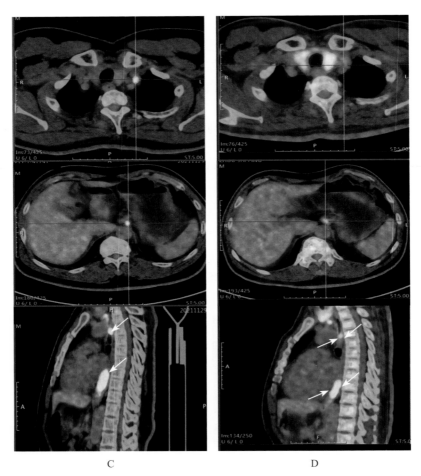

C   D

图10-7　用药前后PET-CT对比

注：A、C.用药前；B、D.用药后。

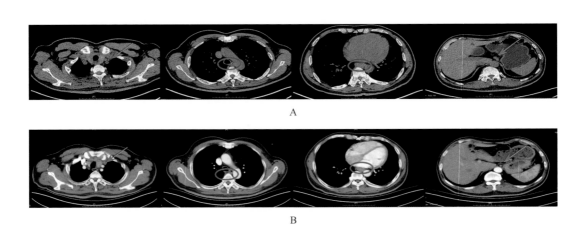

A

B

图10-8　第四程用药前后胸部CT对比

注：A.免疫＋化疗3周期；B.免疫＋化疗4周期。

（50.4Gy/28F）。危及器官受量：双肺V5＝52%，V10＝34%，V20＝15%，V30＝8%，平均9803cGy；心脏平均2238cGy；脊髓Dmax 4451.8cGy（图10-9）。

（2）免疫方案：卡瑞利珠单抗200mg q21d。

（3）放疗靶区：胸上中段、胸下段食管病变，JES（106recL区、106recR区、105区、108区），腹腔内（胃小弯旁和肝胃间隙）多枚肿大淋巴结（图10-10）。

2. 疗效评价：靶区内病变（食管原发灶，转移淋巴结）较前相仿，疗效评价PR（图10-11）。

继续免疫维持治疗（因疫情影响，放疗结束后，2022年5月起，当地继续免疫维持）。

免疫维持治疗方案：卡瑞利珠单抗200mg q21d，免疫单药维持治疗至今。

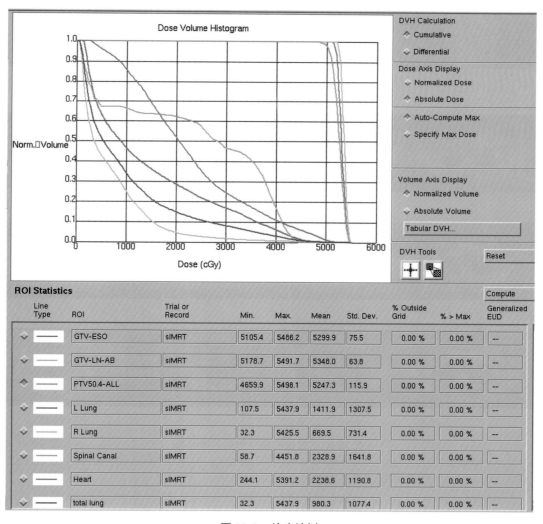

图10-9 放疗计划

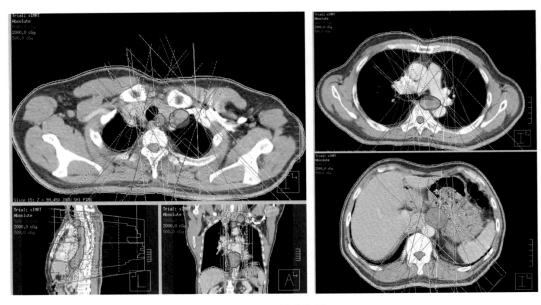

图 10-10　放疗靶区

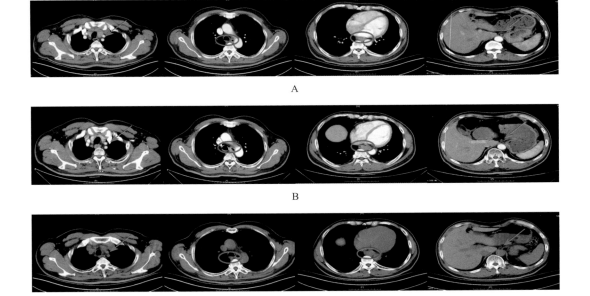

图 10-11　靶区内病灶用药前后对比

注：A. 2022年3月14日免疫＋化疗4程，放疗前：病灶较前相仿；B. 2022年4月13日免疫维持，放疗中：病灶较前相仿；C. 2022年5月23日放疗后，免疫维持3程：病灶较前相仿，PR。

（四）病例小结

患者为胸上中段、胸下段食管鳞癌双原发（cTxN3M0，ⅣA期），一线行TC方案化疗联合卡瑞利珠单抗治疗，患者行3周期治疗后，吞咽不适症状较前缓解，PET-CT

复查，疗效评价PR，肿瘤活性受抑。患者及家属拒绝行手术治疗，同时因顾虑放化疗不良反应，暂不考虑同步放化疗，故原方案再行1周期化疗联合免疫治疗。免疫维持期间，评估患者病情后，联合局部放疗，放疗后靶区内肿瘤病灶控制可，较前相仿，总体疗效评价PR，放疗期间未发生严重的治疗相关不良反应。放疗结束后，因疫情影响，患者当地继续卡瑞利珠单抗单药维持治疗中（图10-12）。

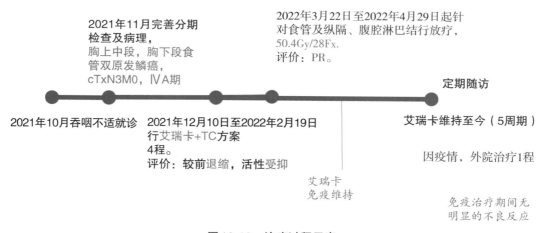

图10-12　治疗过程示意

四、点评

（一）导师点评（郭金栋）

尽管临床研究进展推进了食管癌治疗的完善，但是针对潜在治愈性食管癌患者每天的临床多学科讨论争议问题依然存在。这些关注点包括新辅助的选择，新辅助完全缓解后的非手术临床路径的选择，免疫治疗的角色等。2005年德国随机试验（N＝189），该试验针对cT3和cT4食管癌同步放化疗，一组放疗40Gy后手术，另一组同步放疗剂量至65Gy。试验显示2年PFS率为64%对比40%，$P=0.003$，但是两组总生存率无显著差别，且手术组住院死亡率较高（11.3%）。法国的随机试验（FFCD 9102）也显示了相似结果。但是CROSS研究的高PCR率（46%）以及National Cancer Database的19532例患者的荟萃分析显示多学科治疗比同步放化疗提高两倍生存率。在东方，虽然日本JCOG 0909试验也显示根治性同步放化疗极好的预后，但是2022年JCOG 1109研究结果又提示术前化疗和术前同步放化疗术生存率无显著差别。以上研究说明了食管癌多学科治疗决策的不确定性大，一类证据争议大。免疫时代让这些不确定因素更加复杂，新辅助化免NICE研究，TDNICE研究，新辅助放化疗加免疫PALACE-1研究等都显示了极高的pCR率，但是这些研究都是小样本单臂研究，未来期待随机对照研究的开展。新辅助后但是不能手术的患者的治疗路径目前尚无依据，根治性的放疗依然可作为标准方案。

（二）专家点评（孙新臣）

对于晚期食管癌，目前多项临床研究均证实化疗联合免疫可对患者生存带来获益，且耐受性好，副作用可以接受。所以，对于上海胸科医院的病例中先给予卡瑞利珠单抗联合化疗4周期，符合当前的治疗指南。由于该病例转移灶仅局限在纵膈及肝胃间隙淋巴结，并未出现远处器官转移，后续加入局部放疗，以期达到根治的目的，符合肿瘤综合治疗的理念。对于晚期食管癌，在系统治疗的基础上，加入局部治疗的方案已有临床研究在开展，且具有广阔的前景。在系统治疗联合放疗的基础上，为避免出现严重毒副作用，放疗的靶区和放疗剂量具有下降的空间，尽量给予累及野照射，剂量控制在50Gy以内。目前对于局部晚期食管癌，同步放疗联合免疫已有多项随机临床研究正在开展，结果也即将揭晓，期望获得阳性结果，可打破几十年来疗效不佳的瓶颈。

（三）主编总评（王军）

Q1. 该例患者接受免疫联合化疗后，病灶明显缩小，未出现严重不良反应。结合该例患者诊治过程，请您谈一谈临床试验和真实世界研究中，免疫联合化疗治疗晚期食管癌患者的安全性和有效性？

对于晚期食管鳞癌而言，免疫联合化疗已经成为标准的一线治疗方案，多项Ⅲ期临床研究结果均显示免疫联合化疗能够显著延长患者的生存周期，并获得国内外指南推荐。ESCORT-1st研究结果显示，与安慰剂联合化疗相比，卡瑞利珠单抗联合化疗可显著延长晚期食管鳞癌患者的中位生存期（mOS，15.3个月 vs 12.0个月）和中位无进展生存期（mPFS，6.9个月 vs 5.6个月），改善客观缓解率（ORR，72.1% vs 62.1%）以及中位缓解持续时间（DOR，7.0个月 vs 4.6个月），且具有良好的安全性。目前2022年《CSCO食管癌诊疗指南》推荐中所纳入的Ⅲ期研究数据，包括该例患者应用的国内自主创新的PD-1抑制剂卡瑞利珠单抗。

Q2. 请您谈一谈，加入局部放疗是基于怎样的考虑？对于该例晚期食管双原发癌的患者，在制定免疫联合放疗方案时，需要重点关注哪些方面？

晚期食管癌是一个广泛的概念，既包括脏器转移，也包括区域外淋巴结转移，既存在多发转移，也存在寡转移状态。不同转移患者的预后及所选择的治疗策略应有所不同。该患者是一例食管胸上中段、胸下段双原发鳞癌，同时伴纵隔、腹腔淋巴结转移，在4个周期的卡瑞利珠单抗联合化疗的治疗中取得了较为满意的疗效，疗效评价达到PR。

有部分研究表明，结合全身系统性治疗，适时干预食管原发病灶及转移淋巴结的局部放疗，对改善患者的生存有益，这其中也包括河北医科大学第四医院已发表的数据。该例患者在全身治疗有效，后续治疗选择了更为积极的免疫联合放疗方案。从作用机制角度而言，放疗在直接杀伤肿瘤细胞之外，还能够产生远隔效应及增强对肿瘤的免疫反应，与免疫治疗发挥强强联合的抗肿瘤效果。

虽然放疗联合免疫治疗疗效显著，但其同时带来的安全性问题值得重视。优化免疫联合放疗治疗方案，探索合适的全程治疗管理下放射治疗介入时机、最佳靶区范围、剂量分割方式和放疗剂量，以最大限度降低毒副作用是十分必要的，也已成为当前食管癌领域的研究热点之一。

Q3. 免疫联合放疗已成为食管癌领域的焦点，已有研究表明二者联合可产生协同作用。请您分享一下，免疫联合放疗在食管癌基础与临床治疗方面的研究进展。

目前，已有多项研究表明放疗与放疗局部免疫微环境及机体免疫状态密切相关。首先，放射治疗后，癌细胞抗原被释放，并被树突状细胞识别，树突状细胞被激活后将这些抗原交叉呈递给T细胞，然后引发T细胞激活，在此基础上应用免疫治疗，增强树突状细胞激活和T细胞启动、激活，可产生1＋1＞2的治疗效果；其次，放疗具有重塑肿瘤微环境的作用，放射治疗能够促进肿瘤中的炎性反应，诱导炎症介质以及趋化因子的表达，吸引T细胞富集到肿瘤微环境中，从而触发免疫介导的细胞死亡。

目前，局部晚期可手术食管鳞癌新辅助治疗模式呈现多元化，新辅助放化疗是目前标准治疗手段。而新辅助化疗、新辅助化疗联合免疫以及新辅助放化疗联合免疫等模式也在积极探索，并显示出令人鼓舞的前景。现有一系列小样本临床Ⅰ/Ⅱ期的研究结果显示，在新辅助治疗中加入免疫治疗可提高pCR及MPR率，但是否能将pCR转换成OS获益，仍需更多的大型Ⅲ期研究结果支持。另外针对不可手术的局部晚期食管癌患者，免疫同步联合根治性放化疗以及根治性同步放化疗巩固免疫的价值也在积极的探索之中。目前已有多项多中心、随机对照、Ⅲ期临床研究正在进行中，包括ESCORT-CRT、Rationale-311、KEYNOTE-975等。针对晚期复发、转移性食管癌，一线化免已成为标准，针对有限转移等患者，局部放疗的积极参与也成为该领域的研究热点。

Q4. 请您对这一病例的诊治过程进行概括性的点评与总结。

该患者是一例Ⅳ期食管双原发鳞癌，一线治疗方案以全身治疗为主，在接受了4个周期的免疫联合化疗后，取得了非常好的疗效，肿瘤明显缩小，评效达到PR，并且不良反应较轻，患者耐受性良好。在此基础上，应用免疫联合放疗使食管原发灶及转移灶得到了进一步的控制，并且在放疗结束后应用卡瑞利珠单抗进行免疫维持治疗，截至目前为止患者状态良好。

这一成功的案例证实了免疫治疗与放化疗联合用于晚期食管鳞癌是一个安全有效的治疗策略。值得一提的是，该例患者是一例食管双原发胸上中段、胸下段鳞癌，照射范围基本覆盖全食道，但在这种情况下，医生严格控制危及器官受量，双肺V20＜15%，心脏平均剂量＜23Gy，患者并未出现明显的放疗相关不良反应，也验证了放疗联合免疫治疗安全性良好。总而言之，这一实战经验为晚期食管鳞癌免疫联合治疗提供了例证。癌症的治疗是一个复杂的系统问题，规范化诊疗与个体化的创新应相辅相成，需要医生的耐心和谨慎，需要患者的信任和配合。期望未来研究能够在更多的循证医学证据中为临床探寻更出色的治疗方案。

（杨章孺　郭金栋）

参 考 文 献

[1] RICE T W, PATIL D T, BLACJSTONE E H. 8th edition AJCC/UICC staging of cancers of the esophagus and esophagogastric junction: application to clinical practice [J]. Ann Cardiothorac Surg, 2017, 6: 119-130.

[2] AJANI J A, D'AMICO T A, BENTREM D J, et al. Esophageal and esophagogastric junction cancers, version 2. 2021, NCCN clinical practice guidelines in Oncology [J]. J Natl Compr Canc Netw, 2019, 17 (7): 855-883.

[3] HE J, LI J, CHENG Y, et al. Guidelines of Chinese society of clinical oncology (CSCO): Esophageal cancer [M], CSCO: Beijing, 2020.

[4] KITAGAWA Y, UNO T, OYAMA T, et al. Esophageal cancer practice guidelines 2017 edited by the Japan Esophageal Society: Part 1 [J]. Esophagus, 2019, 16 (1): 1-24.

[5] 中国医师协会放疗肿瘤治疗医师分会, 中华医学会放射肿瘤治疗学分会, 中国抗癌协会肿瘤放射治疗专业委员会. 中国食管癌放射治疗指南（2022年版）[J]. 国际肿瘤学杂志, 2022, 49 (11): 641-656.

[6] TSUSHIMA T, MIZUSAWA J, SUDO K, et al. Risk factors for esophageal fistula associated with chemoradiotherapy for locally advanced unresectable esophageal cancer: a supplementary analysis of JCOG0303 [J]. Medicine. 2016, 95: e3699.

[7] LIU J, YANG Y, LIU Z, et al. Multicenter, single-arm, phase II trial of camrelizumab and chemotherapy as neoadjuvant treatment for locally advanced esophageal squamous cell carcinoma [J]. J Immunother Cancer, 2022, 10 (3): e004291.

[8] LI Z, SUN Y, YE F, et al. First-line pembrolizumab plus chemotherapy versus chemotherapy in patients with advanced esophageal cancer: Chinese subgroup analysis of KEYNOTE-590 [J]. J Clin Oncol, 2021, 39 (Suppl 15): 4049.

[9] KATO K, SHAH M A, ENZINGER P, et al. KEYNOTE-590: phase III study of frst-line chemotherapy with or without pembrolizumab for advanced esophageal cancer [J]. Future Oncol, 2019, 15: 1057-1066.

[10] KATO K, CHO BC, TAKAHASHI M, et al. Nivolumab versus chemotherapy in patients with advanced oesophageal squamous cell carcinoma refractory or intolerant to one prior chemotherapy (ATTRACTION-3): a randomised, open-label, phase 3 trial [J]. Lancet Oncol, 2019, 20: 1506-1517.

[11] METGES J, FRANCOIS E, SHAH M, et al. The phase 3 KEYNOTE-181 study: pembrolizumab versus chemo-therapy as second-line therapy for advanced esophageal cancer [J]. Ann Oncol, 2019, 30 (Suppl 4): iv130.

[12] AJANI JA, KATO K, DOKI Y, et al. CheckMate 648: a randomized phase 3 study of nivolumab plus ipilimumab or nivolumab combined with fluorouracil plus cisplatin versus fluoroura-cil plus cisplatin in patients with unresectable advanced, recurrent, or metastatic previously untreated esophageal squamous cell carcinoma [J]. J Clin Oncol, 2018, 36: TPS193.

[13] HUANG J, XU JM, CHEN Y, et al. Camrelizumab versus investigator's choice of chemotherapy as second-line therapy for advanced or metastatic oesophageal squamous cell carcinoma (ESCORT): a multicentre, randomised, open-label, phase 3 study [J]. Lancet Oncol, 2020, 21: 832-842.

[14] WANG F, QI Y, MENG X. Fan Q Camrelizumab in combination with preoperative chemotherapy

for locally advanced esophageal squamous cell carcinoma: a single-arm, open-label, phase Ⅱ study ［J］. J Clin Oncol, 2021, 39（Suppl 3）: 222.

［15］HIGUCHI K, KOMORI S, TANABE S, et al. Digestive Disease and Oncology Group. Definitive chemoradiation therapy with docetaxel, cisplatin, and 5-fluorouracil（DCF-R）in advanced esophageal cancer: a phase 2 trial（KDOG 0501-P2）［J］. Int J Radiat Oncol Biol Phys, 2014, 89（4）: 872-879.

［16］HINGORANI M, DIXIT S, JOHNSON M, et al. Palliative Radiotherapy in the Presence of Well-Controlled Metastatic Disease after Initial Chemotherapy May Prolong Survival in Patients with Metastatic Esophageal and Gastric Cancer［J］. Cancer Res Treat, 2015, 47（4）: 706-717.

［17］GUTTMANN DM, MITRA N, BEKELMAN J, et al. Improved Overall Survival with Aggressive Primary Tumor Radiotherapy for Patients with Metastatic Esophageal Cancer［J］. J Thorac Oncol, 2017, 12（7）: 1131-1142.

［18］KEAM S, GILL S, EBERT MA, et al. Enhancing the efficacy of immunotherapy using radiotherapy ［J］. Clin Transl Immunology, 2020, 9（9）: e1169.

［19］WANG Y, LIU ZG, YUAN H, et al. The Reciprocity between Radiotherapy and Cancer Immunotherapy［J］. Clin Cancer Res, 2019, 25（6）: 1709-1717.

［20］FAN M, DAI L, YAN W, et al. Efficacy of programmed cell death protein 1 inhibitor in resection transformation treatment of esophageal cancer［J］. Thorac Cancer, 2021, 12（15）: 2182-2188.

［21］ZHANG W, YAN C, ZHANG T, et al. Addition of camrelizumab to docetaxel, cisplatin, and radiation therapy in patients with locally advanced esophageal squamous cell carcinoma: a phase 1b study［J］. Oncoimmunology, 2021, 10（1）: 1971418.

［22］1. STAHL M, STUSCHKE M, LEHMANN N, et al. Chemoradiation with and without surgery in patients with locally advanced squamous cell carcinoma of the esophagus［J］. J Clin Oncol, 2005, 23: 2310.

［23］BEDENNE L, MICHEL P, BOUCHE O, et al. Chemoradiation followed by surgery compared with chemoradiation alone in squamous cancer of the esophagus: FFCD 9102［J］. J Clin Oncol, 2007, 25: 1160.

［24］KAMARAJAH S K, PHILLIPS A W, HANNA G B, et al. Definitive chemoradiotherapy compared to neoadjuvant chemoradiotherapy with esophagectomy for locoregional esophageal cancer: national population-based cohort study［J］. AnnSurg, 2022; 275（3）: 526-533.

［25］ITO Y, TAKEUCHI H, OGAWA G, et al. A single-arm confirmatory study of definitive chemoradiotherapy（dCRT）including salvage treatment in patients（pts）with clinical（c）stage Ⅱ/Ⅲ esophageal carcinoma（EC）（JCOG0909）［J］. J Clin Oncol, 2018, 36: 4051.

［26］NAKAMURA K, KATO K, IGAKI H, et al. Three-arm phase Ⅲ trial comparing cisplatin plus 5-FU（CF）versus docetaxel, cisplatin plus 5-FU（DCF）versus radiotherapy with CF（CF-RT）as preoperative therapy for locally advanced esophageal cancer（JCOG1109, NExT study）［J］. Jpn J Clin Oncol, 2013, 43: 752-755.

病例11

免疫、化疗、放疗三联同步治疗根治术后、化放疗后复发食管癌

一、病例摘要

患者，男性，54岁，主因"食管癌根治术后2年，放疗后及4周期化疗后16个月"于2019年入院。

（一）现病史

患者2年前无明显诱因出现吞咽梗阻、饮水胸骨后烧灼感，上消化道造影：食管中段改变，多系食管癌。胃镜见：距门齿30～35cm见结节样新生物，病理活检示：食管鳞状细胞癌。于2017年9月18日在全麻下行"经左胸食管癌切除术＋胃食管弓上吻合术＋淋巴结清扫＋胸膜粘连烙断术＋胸导管结扎术＋肠粘连松解术"，手术顺利，术后恢复可。

术后病理示：食管低分化鳞状细胞癌，部分区呈腺样排列。免疫组化示鳞癌：①PCK（＋）、P63（＋）、CK5/6（＋）、P40（＋）、CK7（＋）、CgA（－）、Syn（－）；特殊染色：PAS（－）、AB（－）；癌侵及肌层；查见多灶脉管内癌栓；标本之食管断端和胃断端未见癌累及。②（淋巴结）标本之食管周淋巴结（1/1）枚查见癌转移；"7组LN"1枚，"8组LN"1枚，"10组LN"3枚，"15组LN"4枚，"18组LN"2枚，均未见癌转移；术后分期pT2N1M0（ⅢA期）。

于2017年11月8日、2018年2月3日、2018年3月8日、2018年4月4日行术后4周期TP方案化疗，化疗方案：紫杉醇240mg d1＋顺铂40mg d1～d3 q3w。化疗顺利完成。同步于2017年11月22日至2018年1月12日行术后放疗，针对上纵隔气管右侧软组织肿块局部放疗64.4Gy/35F（具体放疗计划不详）。后患者定期复查。

2019年5月患者出现左侧肩背部疼痛，复查胸部CT见：双肺多发结节，考虑转移；左颈根部不规则软组织影；左侧第6侧肋、右侧第7肋骨质密度增高，肿瘤骨转移？左侧腋窝见一4.8cm肿块影，多系转移。行腋窝淋巴结彩超，提示如下。左侧腋窝实性占位：性质？Ca待排；左侧腋窝淋巴结肿大。腹部CT及钡餐未见特殊异常。其余实验室检查、心电图等均无特殊异常。门诊以"食管中段鳞癌术后复发"收治入院。患者发病以来精神睡眠食欲尚好，大小便正常，体力体重无明显改变。

（二）既往史、个人史及家族史

30年前确诊肺结核，药物治疗后复查影像学提示肺部病灶钙化，后未再行诊治。12年前因车祸致"髋关节错位"，行"髋关节复位手术"。11年前因"股骨头坏死"行"髋

关节置换术"，术后恢复可。其余无特殊病史。

（三）体格检查

ECOG 1分，PG-SGA 4分，消瘦貌，胸廓对称，左侧胸背部可见陈旧性手术切口，愈合好，左侧腋窝可扪及一直径约5cm肿块，边界不清，质硬，固定，有轻度触痛。左侧肩胛骨区域有明显触痛，其余心、肺、腹查体无特殊异常。

（四）辅助检查

1. 胃镜：食管癌术后，距门齿25cm见吻合口通畅无狭窄，未见明显新生物及出血（图11-1）。

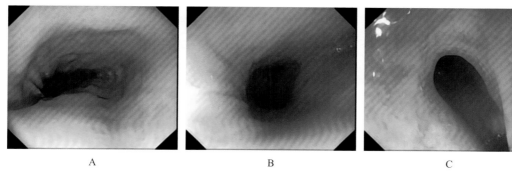

A   B   C

图11-1 食管癌术后胃镜

注：A.管胃；B.食管；C.吻合口。

2. 食管X线钡餐：食管癌术后，吻合口未见狭窄，吻合口左后壁见囊袋状突起，未见确切造影剂外漏，对比2019年2月20日旧片，上述征象未见明显变化。

3. 左侧腋窝彩超引导下穿刺活检病理诊断：＜左侧腋窝肿块＞查见转移性低分化癌。P63（＋），P40（＋）。

4. 胸部CT：左锁骨上窝、腹主动脉旁数个稍大淋巴结，最大者短径约0.6cm。左侧腋窝及左肩胛骨旁软组织内不均匀强化肿块影，边界不清，较大者约5.6cm×4.4cm，多系转移瘤。双肺内散在多发大小不等结节影，较大者约1.1cm×0.9cm，考虑转移瘤可能（图11-2）。

5. 胸部增强核磁：食管术后，术区吻合口壁稍厚，未见明显异常强化占位。双肺多发异常信号结节影，部分位于胸膜下，多系转移瘤。左侧腋窝、左肩胛骨旁多个软组织结节及

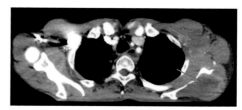
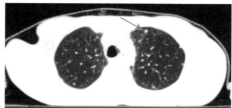
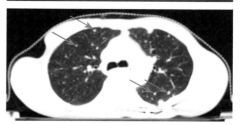

图11-2 胸部CT

肿块占位，邻近左肩胛骨信号异常，多系转移瘤所致，请结合临床。右侧冈上下肌斑片状稍明显强化影，性质待定，密切随访。纵隔内多个小淋巴结显示（图11-3）。

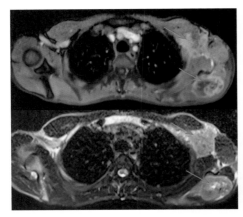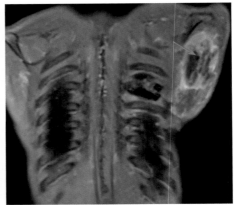

图 11-3　胸部增强核磁

（五）分期与诊断

1. 分期：食管下段低分化鳞癌术后pT2N1M0 G3 ⅡB期（AJCC第七版），左侧腋窝淋巴结及骨转移rT0N0M1 ⅣB期（AJCC第八版）。

（1）原发灶：食管胸下段鳞状细胞癌（已切除）。

（2）区域淋巴结：无。

（3）非区域淋巴结：左侧腋窝淋巴结。

（4）远处转移：双肺、左侧肩胛骨。

2. 诊断：食管下段低分化鳞癌术后pT2N1M0 G3 ⅡB期，上纵膈淋巴结转移放化疗后双肺转移、左侧腋窝淋巴结及骨转移rT0N0M1 ⅣB期。

二、诊疗依据

（一）系统治疗方案循证依据

1. 指南推荐：《2019 CSCO食管癌诊疗指南》对于同时性转移性食管癌和远地转移性食管癌患者在二线治疗中推荐纳武利尤单抗或帕博利珠单抗（2B类证据）。《NCCN食管癌和食管胃交界处癌指南（2019V1）》推荐帕博利珠单抗用于MSI-H或dMMR肿瘤的二线或后续治疗。

2. 文献证据：KEYNOTE-181研究显示，在PD-L1阳性（CPS > 10）的复发性局部晚期或转移性食管癌患者，帕博利珠单抗较化疗延长中位OS为2.6个月，降低死亡风险31%，且安全性更好。基于该试验结果，FDA批准帕博利珠单抗单药用于PD-L1阳性的（CPS > 10）复发性局部晚期或转移性食管癌的二线及以上治疗。

（二）放疗方案循证依据

1. 指南推荐：《2019 CSCO食管癌诊疗指南》推荐放疗可作为缓解晚期食管癌患者

临床症状的有效手段，如减少出血、缓解疼痛、吞咽困难等，起到提高生活质量、改善营养状况的作用。对于食管鳞癌患者，放疗的加入还可以改善患者的生存。《中国食管癌放射治疗指南（2019年版）》推荐以下患者可考虑姑息性放射治疗：①晚期病变化疗后转移灶缩小或稳定，可考虑原发灶放疗。②存在较为广泛的多站淋巴结转移，无法行根治性放疗者。③远处转移引起临床症状者。④晚期患者为解决食管梗阻，改善营养状况者。⑤食管癌根治性治疗后部分未控、复发者。

2. 作用机制：化疗和放疗都可以通过释放细胞因子和其他炎症分子来上调PD-L1的表达，并使肿瘤对PD-1/PD-L1介导的治疗敏感。通过化疗和/或放疗杀死肿瘤细胞可导致抗原释放，从而将免疫抑制性肿瘤转化为免疫原性肿瘤。放疗还可以改善肿瘤免疫微环境，促使免疫沙漠型肿瘤向免疫炎症型转变。

三、诊疗过程

（一）诊疗与评价1

1. 免疫联合化疗和放疗

（1）放疗方案：采用6MV-X线，适形调强放疗（IMRT）。计划剂量50Gy/10F，实际处方剂量40Gy/8F，一天一次。GTV1为左侧腋窝淋巴结，GTV2为肩胛骨及旁软组织转移灶。危及器官受量：左肺＝V5 49%，V20＝13.6%，V30＝4.4%；心脏Dmax 9.78Gy，平均0.85Gy；脊髓Dmax 8.4Gy（图11-4）。

（2）化疗方案：白蛋白紫杉醇200mg d1、d8＋卡铂300mg d1，21天为1周期，共计2周期。

（3）免疫治疗方案：卡瑞利珠单抗200mg，21天为1周期，共计2周期。

（4）放疗靶区：GTV1腋窝淋巴结，GTV2肩胛骨及旁软组织转移灶（图11-5）。

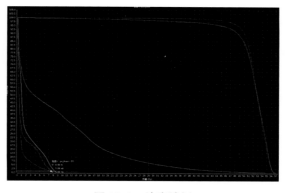

图11-4　放疗计划

2. 疗效评价：靶区内病变（左侧腋窝淋巴结、左肩胛骨旁软组织）明显缩小，靶区外病变（双肺转移灶）明显缩小，疗效评价PR，治疗8个月前后胸部CT对比见图11-6、图11-7。

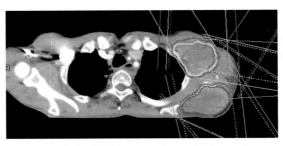

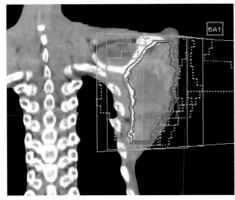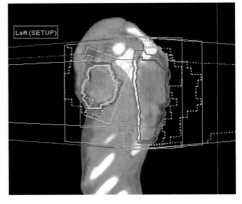

图 11-5　放疗靶区

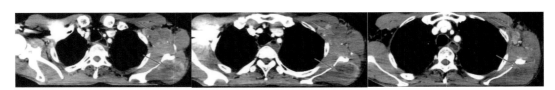

A

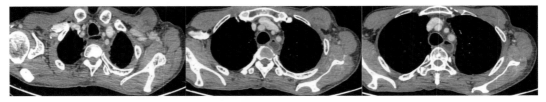

B

图 11-6　靶区内病灶（左侧腋窝及肩胛骨）治疗前后CT对比

注：A.放疗前；B.免疫联合放化疗后8个月。

（二）诊疗与评价2

1. 免疫维持治疗方案：卡瑞利珠单抗200mg，21天为1周期，共计30周期。

2. 疗效评价：患者定期规律随访，每3～6个月复查一次，复查颈胸腹部增强CT、全身骨扫描、血常规、生化常规、甲状腺功能、心肌标志物等。治疗后3年复查CT（图11-8），提示靶区内病变（左侧腋窝淋巴结、左肩胛骨旁软组织）达到完全缓解，靶区

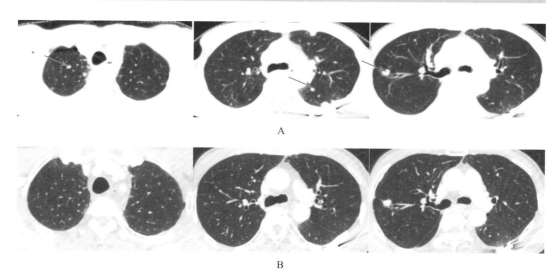

图 11-7　靶区外病灶（肺转移灶）用药前后 CT 对比

注：A.放疗前；B.免疫联合放化疗后 8 个月。

外病变（双肺转移灶）完全缓解，疗效评价 CR。2023 年 1 月 4 日骨扫描提示原左侧肩胛骨此次未见明显显示，其余无异常。血液学检查、甲状腺功能、心肌标志物等随访过程中无特殊异常。

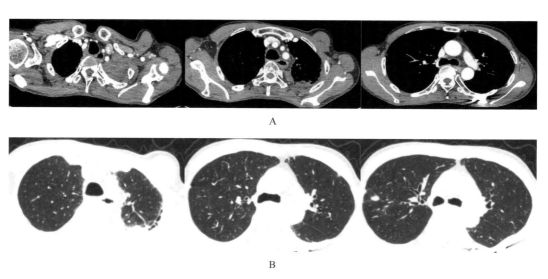

图 11-8　放化疗联合免疫治疗后 3 年余复查 CT

注：A.纵隔窗；B.肺窗。

（三）病例小结

　　患者 2 年前因食管下段鳞癌行根治性手术治疗，术后完成辅助放化疗。此次复查提示肿瘤出现全身多处转移，转移部位包括左侧腋窝淋巴结、左侧肩胛骨及周围软组织以及双侧肺部的多发转移灶。治疗策略采用TC方案化疗联合卡瑞利珠单抗免疫治疗。因患者有左侧肩背部疼痛症状，在全身治疗同时加行局部放疗，靶区内及靶区外病灶均明显缩小，右肺中叶结节随访中无变化，考虑为良性结节，总体疗效评价PR，未发生严重的治疗相关不良反应。行TP方案化疗联合卡瑞利珠单抗治疗2个周期后，继续行免疫单药维持治疗。患者于2020年10月开始免疫维持治疗，于2022年7月停止用药，共计用药30个周期（图11-9）。

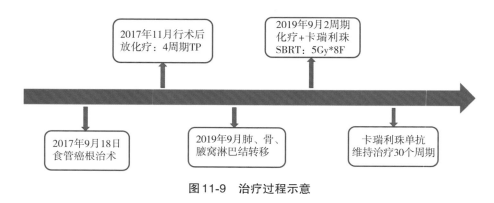

图11-9 治疗过程示意

四、点评

（一）导师点评（王奇峰）

近年来，晚期食管癌的一线治疗已从单纯化疗进入化疗联合免疫治疗的时代，最新的NCCN、CSCO、ESMO等指南均将化疗联合免疫治疗作为首选推荐治疗方案。但是我们从KEYNOTE 590等经典研究的数据中可以看到，采用免疫联合治疗的晚期食管癌患者中位PFS也仅在6个月左右，这提示部分患者在完成标准4个周期化疗联合免疫治疗后不久就会再次出现肿瘤的进展。因此，对于晚期食管癌患者，单纯进行全身治疗并不是最佳的治疗策略。

放疗是晚期食管癌患者的重要姑息治疗选择，既往有较多研究针对晚期食管癌进行化疗的同时联合放疗，结果表明加入放疗能降低患者的吞咽困难程度，延长患者的生存时间，而且未显著增加严重的毒副作用。这些研究表明，放疗可能延长晚期癌症患者的生存期并提高生活质量。在免疫治疗时代，放疗在基于免疫治疗的联合治疗中的作用尚不清楚。最近的证据表明ICIs与化疗或cCRT协同作用，产生抗肿瘤作用。化疗和放疗都可以通过释放细胞因子和其他炎症分子上调PD-L1的表达，并使肿瘤对PD-1/PD-L1介导的治疗敏感，在这种情况下，化疗和放疗可作为免疫治疗的协同疗法。通过化疗和/或放疗杀死肿瘤细胞可导致抗原释放，从而将免疫抑制性肿瘤转化为免疫原性肿瘤。此外，放射治疗可以调动体内和适应性免疫反应，诱导肿瘤特异性T细胞，建立肿瘤特异性免疫记忆，共同提高放疗的效果，改善局部控制，减少转移扩散。

该例患者为手术后出现复发转移的患者，按照目前最新的指南（《2022年V3版NCCN食管及食管胃交界部癌》《2022 CSCO食管癌诊疗指南》），采用化疗联合免疫治疗是标准的一线治疗方案，但是因患者左侧腋窝淋巴结及左侧肩胛骨转移病灶肿瘤负荷大，由此导致的疼痛症状重，因此，该部位加入局部放疗在改善患者症状的同时，可以改善肿瘤的免疫微环境，增加肿瘤抗原的释放，对于免疫治疗也有协同增敏的作用。在放疗方案的制定中，应优先考虑大分割，短疗程的照射方案，这可能更有利于肿瘤免疫微环境的改变，产生肿瘤远隔效应。由于肺部为多发转移病灶，不适合作为放疗的靶病灶进行照射，可作为后期治疗疗效评估的靶病灶。从随访结果看来，患者肺部的多发病灶均完全消失，考虑受益于化疗联合免疫治疗的效果，也不除外放疗后远隔效应的出现激活机体自身免疫功能。该患者免疫维持治疗时间长达2年，目前仍存活，且生活质量较高，无明显毒副作用，是一例较成功的多学科治疗后得到长期存活的病例。

　　放疗和免疫治疗相结合产生协同抗肿瘤效果，这可能潜在地提高肿瘤的治愈率。鉴于目前缺乏放疗与免疫治疗和化疗相结合的标准治疗方法，需要进一步的临床研究来探索靶区勾画范围、剂量分割方式、总放射剂量和放疗加入治疗方案的时机。

　　（二）专家点评（陆海军）

Q1. 该例患者接受免疫联合化疗联合放疗后，疗效显著且未出现明显不良反应。请您谈一谈，在为该例患者制定一线治疗方案时需考虑哪些因素？您如何评价这一联合治疗方案的安全性和有效性？

　　在为食管癌术后复发的患者制定一线治疗方案时，需综合考虑多个因素，包括患者的一般健康状态、肝肾功能、肿瘤位置和数量、肿瘤负荷、肿瘤的病理和免疫组化结果及相关指南推荐等。

　　《2019 CSCO食管癌诊疗指南》对于同时性转移性食管癌和远地转移性食管癌患者在二线治疗中推荐纳武利尤单抗或帕博利珠单抗（2B类证据）。《NCCN食管癌和食管胃交界处癌指南（2019V1）》推荐帕博利珠单抗用于MSI-H或dMMR肿瘤的二线或后续治疗。《2019 CSCO食管癌诊疗指南》推荐放疗可作为缓解晚期食管癌患者临床症状的有效手段，如减少出血、缓解疼痛、吞咽困难等，起到提高生活质量、改善营养状况的作用。对于食管鳞癌患者，放疗的加入还可以改善患者的生存。结合患者综合情况及指南推荐，治疗团队予以患者白蛋白紫杉醇＋卡铂＋卡瑞利珠单抗为主的全身治疗方案，待病情得到部分控制后，及时介入局部治疗。

　　该例患者接受化疗联合免疫治疗联合局部放疗的一线治疗方案后，疗效显著，疗效评价达CR，且安全性和耐受性良好，未额外增加毒副作用，是一例治疗非常成功的病例。

Q2. 免疫联合放化疗已成为食管癌领域研究焦点。请您分享一下，该如何选择放疗同免疫治疗及化疗联合的时机？请您分享一下，免疫联合疗法在食管癌领域的应用前景？

　　临床医生需从患者的实际情况出发，选择放疗介入的时机。该例患者食管癌术后，全身多发远处转移，优先考虑行化疗联合免疫治疗。适时评估系统治疗疗效情况及肿瘤缩小程度，选择放疗介入时机。该例患者在接受系统治疗2个周期后，及时采取SBRT治疗。放疗靶区包括腋窝淋巴结，肩胛骨及旁软组织转移灶，未包括肺部小转移灶。在放疗后，所有转移病灶均消失，考虑与远隔效应有关。

免疫联合化疗已成为晚期食管癌的一线治疗的标准方案，免疫联合治疗在局晚期食管癌领域的探索，已有多项研究正在如火如荼地进行。对于可切除的局部晚期食管癌，目前已有一系列研究取得初步成果。NICE研究是卡瑞利珠单抗联合化疗治疗可切除胸段食管鳞癌的一项Ⅱ期临床试验，研究结果显示，卡瑞利珠单抗联合化疗组病理学完全缓解（pCR）率达45.4%，RO切除率为100%。该研究结果支持免疫联合疗法在可切除局晚期食管癌领域进行更深入的探索，期待后续更多研究结果公布。

对于不可切除的局部晚期食管癌，行免疫联合化疗后，若经多学科诊疗（MDT）会诊评估仍无手术指征，可考虑行根治性放疗、免疫维持治疗。免疫维持治疗时间，目前尚无定论，期待未来更多临床研究为临床实践提供指导。

Q3. 该例患者在接受免疫联合放化疗后，免疫单药维持治疗期间可见转移病灶逐渐缩小直至消失，且随后多次复查未见肿瘤复发或转移。您认为这例患者取得如此强效且持久的治疗效果的原因是什么？

该例患者在接受免疫联合放化疗后，在免疫单药维持治疗期间，转移病灶逐渐缩小直至消失，多次复查未见肿瘤复发，取得显著治疗效果的原因与治疗团队采取了适合患者的治疗方案密不可分。

首先，采用免疫联合放化疗的联合治疗方案，强强联合，起到1＋1＋1＞3的效果。其次，采取SBRT大分隔照射技术，更易产生远隔效应。该例患者采用的放射剂量较大，杀伤肿瘤细胞的能力强，并可上调免疫应答，与免疫治疗产生协同作用。最后，采用了卡瑞利珠单药维持治疗，总共30个周期。卡瑞利珠单抗长程使用安全性良好，拖尾效应显著，对患者的预后起到了至关重要的作用。

Q4. 请您对这一病例的诊治过程进行概括性的点评与总结。

该例患者行食管癌切除术后，行化疗巩固治疗，但仍在近2年后出现了远处多发转移。入院后，治疗团队结合患者实际情况及指南，予以卡瑞利珠单抗联合化疗联合SBRT，后续予以卡瑞利珠单抗单药维持治疗至今，治疗期间无明显毒副作用，取得了非常好的疗效。

当前，我国食管癌患者生存率仍较低，且多数患者确诊时已是中晚期食管癌。精准分型、精准分期对提升食管癌预后非常重要，免疫组化检测、新兴的分子水平检测技术、多模态的影像检查助力实现精准分型和精准分期。MDT会诊有助于全面考虑患者情况，为患者提供最佳治疗方案，使患者能从个体化综合治疗中获得更佳生存获益。该例患者是一例治疗非常成功的病例，为免疫治疗在晚期食管癌治疗优势提供例证。当前，多种国产免疫治疗药物进入了医保，大大地提高了药物可及性，已成为临床医生手中的有力武器。

（三）主编总评（庞青松）

该病例是一例食管低分化鳞状细胞癌患者，曾接受过手术治疗，术后病理提示食管周淋巴结阳性，术后进行了4个周期的辅助化疗（TP方案，紫杉醇＋顺铂），两年后患者无明显诱因出现左侧肩背部疼痛，后于四川省肿瘤医院就诊，并确诊为上纵膈淋巴结转移化疗后双肺转移、左侧腋窝淋巴结及骨转移。

该病例的转移灶较为特殊，位于左侧腋窝及左肩胛骨旁的转移灶体积较大，最大者直径达5cm，而双肺内侧为散在多发病灶，体积较小，症状不明显。对于肺内病灶，由于体积较小，不适合大范围放疗进行照射；而患者左侧肩胛部有较大转移病灶，且疼痛症状明显，放疗可改善症状。

针对患者的特征，王奇峰教授团队制定个体化治疗策略，选择腋窝淋巴结和肩胛骨及旁软组织转移灶两处较大的病灶进行放疗，并且同期进行免疫治疗＋化疗（卡瑞利珠单抗＋白蛋白紫杉醇＋卡铂）。在放疗剂量方面，治疗团队选择了新颖大胆的治疗方案，靶区计划剂量达到50Gy/10F。如果是食管病灶，则并不适用这样的高剂量、大分割的放疗，但腋窝、肩胛骨这类的位置更适合进行立体定向放疗（SABR），治疗团队正是抓住这一病例的转移特点，个体化地制定了SABR放疗的方案，取得了较为满意的疾病控制，并且脊髓、心脏和双肺的剂量也都较低。

从免疫联合放疗的机制来看，常规分割放疗对免疫效应无或有较低刺激作用，而SABR则能够有效启动免疫效应。SABR结合肿瘤特异性治疗会产生原位疫苗效应，刺激免疫系统来阻止肿瘤复发和/或转移。同时，SABR破坏了肿瘤的支撑微环境，使得肿瘤杀伤免疫细胞更容易进入肿瘤区域。该例患者在SABR的基础上同步进行免疫治疗和化疗，并且此后维持卡瑞利珠单抗单药维持治疗，疗效突出，在放疗后3年随访时间里肿瘤控制较好，腋窝、肩胛部转移灶及肺部转移灶均明显消退。

对于晚期转移性食管癌，如何合理搭配放疗、化疗、免疫治疗的组合，以及如何优化放疗靶区范围、剂量范围等均没有统一的标准。为优化晚期食管癌的治疗策略，王奇峰教授团队正在开展一系列临床研究，在免疫治疗与放疗的基础上，探索联合不同分隔方式放疗的治疗方案，期望能够早日看到这些临床研究的结果，从而能够指导晚期食管癌放免联合的临床应用。

参　考　文　献

[1] SUN J M，SHEN L，SHAH M A，et al. Pembrolizumab plus chemotherapy versus chemotherapy alone for first-line treatment of advanced oesophageal cancer（KEYNOTE-590）：a randomised，placebo-controlled，phase 3 study[J]. Lancet，2021，398（10302）：759-771.

[2] 刘潇衍，陈闽江，王孟昭. 肿瘤化疗联合免疫治疗从理论基础到临床实践[J]. 中国肿瘤临床，2017，44（9）：452-458.

[3] HUI L，SHUKU Q，YING L，et al. Camrelizumab combined with FOLFOX4 regimen as first-line therapy for advanced hepatocellular carcinomas：a sub-cohort of a multicenter phase Ib/Ⅱ study[J]. Drug Des Devel Ther，2021，15：1873-1882.

[4] TIMOTHY A，EILEEN E，WEIYI P，et al. Development of immunotherapy combination strategies in cancer [J]. Cancer Discov，2021，11（6）：1368-1397.

[5] YANG L，YINPING D，LI K，et al. Abscopal effect of radiotherapy combined with immune checkpoint inhibitors [J]. J Hematol Oncol，2018，11：104.

[6] YUN H，DAVID T，CONNIE Y，et al. Combinational immunotherapy for hepatocellular carcinoma：radiotherapy，immune checkpoint blockade and beyond [J]. Front Immunol，2020，11：568759.

[7] TAKASHI KOJIMA，MANISH A. SHAH，KEI MURO，et al. Randomized Phase Ⅲ KEYNOTE-181 Study of Pembrolizumab Versus Chemotherapy in Advanced Esophageal Cancer [J]. Journal of Clinical Oncology，2020，38（35）：JCO2001888.

<table>
<tr><td>病例12</td><td>免疫、化疗、放疗三联同步治疗有脑转移的晚期食管癌</td></tr>
</table>

一、病例摘要

患者，女性，70岁，主因"进行性吞咽困难3个月"于2020年6月入我院。

（一）现病史

患者于入院前3个月无明显诱因出现吞咽梗阻，起初为进食干饭明显，后进行性加重至仅能进半流质饮食，无发热、畏寒，无胸闷、气促，无声嘶、呛咳等，今为进一步治疗入我院。患者自发病以来，睡眠饮食正常，大小便正常，体重未见明显减轻。

（二）既往史、个人史及家族史

既往体健，无吸烟饮酒史。个人史及家族史无特殊。

（三）体格检查

KPS 90分；全身浅表淋巴结未扪及肿大，双肺呼吸音粗，未闻及明显干湿性啰音，心脏查体无特殊，腹部查体无特殊，双下肢无水肿。

（四）辅助检查

1．胃镜：食管距门齿15～22cm不规则占位，表面充血、糜烂（图12-1）。

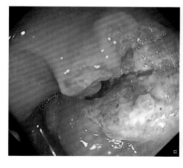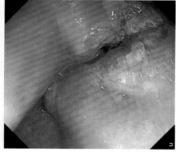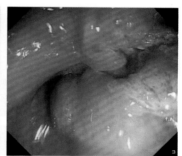

图12-1　胃镜

2．病理：食管鳞状细胞癌（图12-2）。

3．超声内镜：距门齿15～22cm见凸向腔内新生物，表面凹凸不平。病灶黏膜层增厚，肿瘤侵及外膜，未见周围组织侵犯（图12-3）。

4．支气管镜检查：气管膜部外压狭窄，左主支气管稍外压狭窄（图12-4）。

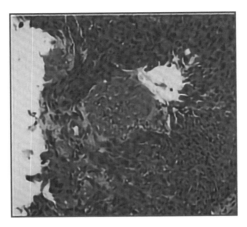

图 12-2　病理

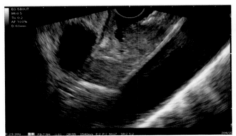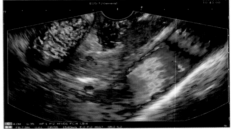

图 12-3　超声内镜

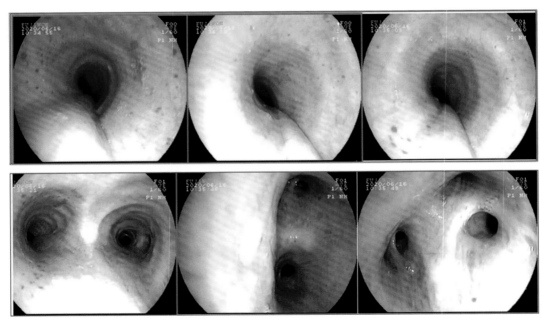

图 12-4　支气管镜

5. 食管X线钡餐：对比剂通过食管上段稍显受阻，局部可见一不规则充盈缺损影，径约7.9cm，局部黏膜紊乱中断（图12-5）。

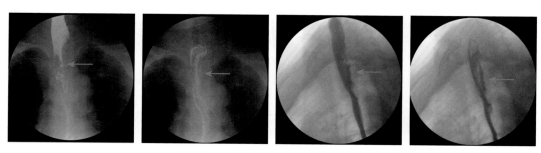

图12-5　食管X线钡餐

6. 胸腹增强CT：食管胸上段（约胸廓入口层面至主动脉弓层面）管壁增厚，考虑食管癌并双侧气管食管沟旁、纵隔淋巴结肿大（1R、1L、2R、7区）。腹部影像无特殊（图12-6）。

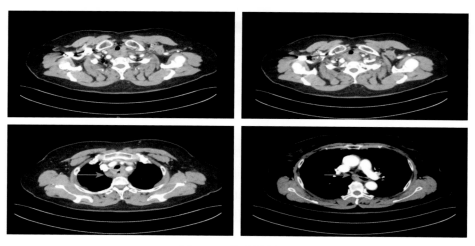

图12-6　胸腹增强CT

7. 颅脑增强MRI：发现松果体区异常信号影，左侧基底节区异常信号影，考虑转移（图12-7）。

8. 骨扫描：全身骨代谢未见异常。

（五）分期与诊断

1. 分期：cT3N2M1 ⅣB期（脑）（AJCC第八版）。

（1）原发灶：食管胸上段鳞癌。

（2）区域淋巴结：纵隔淋巴结转移（1R、1L、2R、7区）。

（3）远处转移：脑。

2. 诊断：食管胸上段鳞癌cT3N2M1 ⅣB期（脑）。

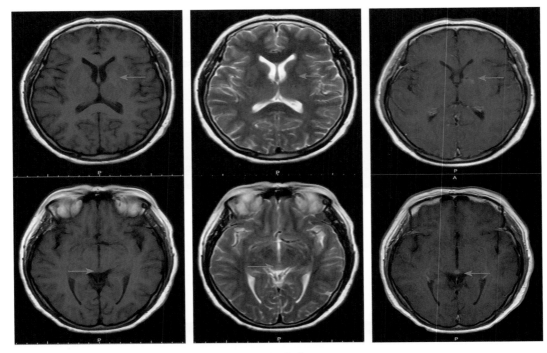

图12-7 颅脑增强MRI

二、诊疗依据

（一）晚期食管癌循证依据

1. 指南推荐：对于远处转移性食管癌鳞癌患者一线治疗，《2020 CSCO食管癌诊疗指南》推荐一线行PF方案或TP方案化疗，同时卡瑞利珠单抗获批可用于晚期食管鳞癌。

2. 文献证据：KEYNOTE-590、CheckMate-648、ESCORT-1st、JUPITER-06和ORIENT-15五项大型Ⅲ期临床研究均证实了免疫＋化疗在晚期食管鳞癌患者一线治疗的显著疗效。也因此后续卡瑞利珠单抗与化疗联合方案于2021年被CSCO指南纳入晚期食管癌一线治疗。

3. 但各大指南及临床试验中对合并脑转移患者态度不甚明确。其中KEYNOTE-590、CheckMate-648、JUPITER-06入组标准中明确排除了脑转移，而ESCORT-1st和ORIENT-15入组标准中未提及。故仅全身治疗是否为针对食管癌脑转移的首选治疗决策证据相对不足。

（二）MDT讨论

1. 晚期食管癌应以全身治疗为主要原则，免疫联合双药化疗首选。

2. 脑转移因药物透过血脑屏障有限，单纯系统治疗期待值不确定。但后续可考虑手术或放疗，有补救甚至相对根治机会及余地，需每月行颅脑磁共振检查以判断局部治疗介入时机。

3. 目前食管病灶为主要矛盾，从寡转移角度，局部高强度治疗而非仅姑息性治疗可能具有更佳获益。可按照局部晚期食管癌先行根治性放化疗。

4. 免疫联合放化疗可能进一步提高疗效，同时免疫治疗长期维持效果佳，可作为后续长线选择。

（三）局部晚期食管癌循证依据

1. 指南推荐:《2020 CSCO食管癌诊疗指南》及《中国食管癌放射治疗指南（2020年版）》均推荐局部晚期食管癌行根治性同步放化疗（1A类，Ⅰ级）。

2. KEYNOTE-975、ESOCORT-CRT、Rational-311、durvalumab-kunlun等Ⅲ期临床试验正在进行中，探索免疫联合同步放化疗效果。其中，我们参与的kunlun项目中成员治疗耐受性尚可。

3. 作用机制：应用放疗联合免疫治疗时，放疗不仅可以导致原位疫苗效应，促进肿瘤抗原释放从而激活抗原呈递细胞，还可以改善肿瘤免疫微环境，促使免疫荒漠型肿瘤向免疫炎症型转变。

三、诊疗过程

（一）诊疗与评价

1. 免疫联合化疗联合放疗

（1）放疗方案：放疗技术6MV-X线，调强放疗；处方剂量50.4Gy/28F 1.8Gy/天5F/w；GTV为胸上段食管病变及纵隔多发肿大淋巴结；CTV为选择野照射，食管病变上下外扩3cm，淋巴结外扩0.5cm并勾画高危淋巴结引流区（上界为环状软骨下缘，下界为食管病灶下3cm，包括1区、2区、4区、7区淋巴引流区）；PTV为CTV平层外扩0.5cm，上下外扩0.8cm。计划评估PTV 95%PTV接受100%处方剂量照射，Dmax＜106%。危及器官受量：双肺V5＝39.73%，V20＝21.8%，V30＝7.3%，平均9.49Gy；心脏V30＝7.92%，V40＝3.59%，平均6.8Gy；脊髓Dmax 29.44Gy（图12-8、图12-9）。

（2）同步方案：卡瑞利珠单抗200mg q21d＋顺铂80mg/m² ＋紫杉醇175mg/m² q21d，2周期。

（3）维持方案：卡瑞利珠单抗200mg q21d，2年。

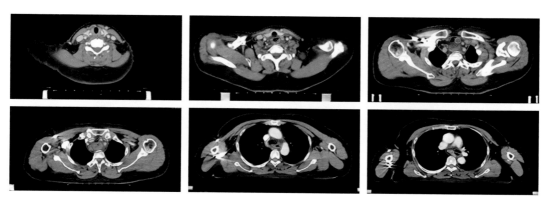

图12-8 放疗靶区

注：GTVp-蓝色；GTVn-黄色；CTV-红色。

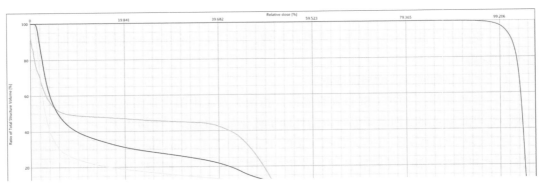

图 12-9　剂量-体积直方图

注：肺-深蓝色；心脏-黄色；脊髓-亮蓝色；脊髓 PRV-玫红色。

2. 疗效评价：靶区内病变（食管原发灶，纵隔淋巴结）明显缩小（图 12-10），疗效评价近 CR。靶区外病变（脑转移）约半年时松果体区病灶消失（图 12-11），左侧基底节区转变成软化灶，考虑达 CR，后持续 CR。整体治疗过程安全性良好，无 3 级以上毒副作用。

（二）病例小结

患者为食管胸上段鳞状细胞癌（cT3N2M1 ⅣB 期），初治伴脑转移。因脑转移瘤荷小，无症状，未行局部治疗。行食管及淋巴结区域根治性放疗联合 TP 方案及卡瑞利珠单抗同步治疗，后行卡瑞利珠单抗维持。患者治疗后食管及淋巴结病灶明显退缩，近 CR 状态，而脑转移病灶在未行局部治疗情况下于治疗后逐渐过渡为软化灶至消失，最终达 CR 状态。目前，患者仍在卡瑞利珠单抗单药维持治疗中，病情持续稳定（图 12-12）。

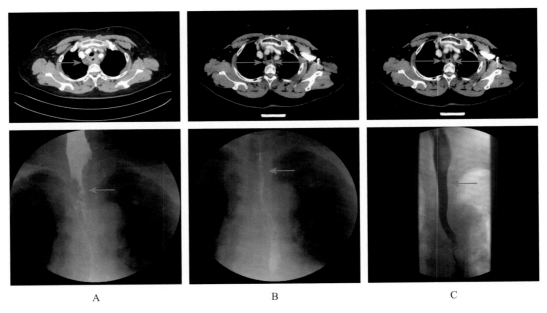

| A | B | C |

图 12-10　靶区内病灶对比

注：A. 治疗前；B. 治疗后 2 个月（PR）；C. 治疗后 6 个月（CR）。

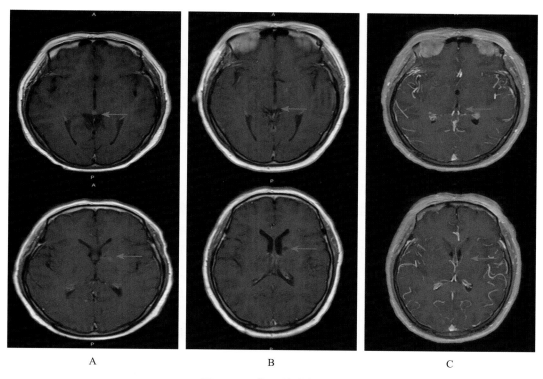

图12-11　靶区外病灶对比

注：A.治疗前；B.治疗后6个月；C.治疗后12个月。

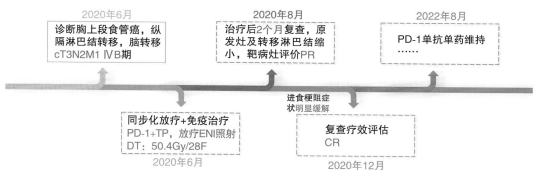

图12-12　治疗过程示意

四、点评

（一）导师点评（樊春波）

该患者为初诊脑转移患者，对食管病灶完成根治性放疗联合免疫及化疗后，不仅达到食管及淋巴结病灶的近CR状态，脑转移亦达到CR状态，是一例成功的病例。较为密集的颅脑影像检查和相对个体化治疗是确保成功的原因。我们的决策相对激进且大胆，既不愿意舍弃晚期患者对于系统治疗的强度依赖，亦不愿放弃寡转移患者局部高强度治疗的最大获益可能性。同时，该病例的成功能否复制，始终应是我们需要进一步思考的问题。

目前，同步放化免联合的研究方兴未艾，在食管领域有诸多Ⅲ期临床试验已在进行中，结果尚未公布。但部分Ⅰ~Ⅱ期研究已初步为这种联合模式提供了信心，譬如早于2021年在European Journal of Cancer发表的K药联合新辅助同步放化疗治疗局部进展期食管鳞癌的安全性和可行性的Ⅰb期临床研究（PALACE-1，NCT03792347），其结果显示安全性和耐受性可接受，且pCR率高达到55.6%。这提示在同步放化疗中加入免疫可能有更开阔的视野。

在此过程中，尤为有趣的点在于脑转移退缩的机制上。我们猜想这是否为放疗相关的远隔效应。虽然早前在单独放疗时代一些癌症中已经观察到了远隔效应，但当放疗与检查点抑制剂等药物结合时，远隔效应发生的频率更高。目前远隔效应的具体机制尚不明确。但部分理论认为，放疗可导致肿瘤抗原的释放和损伤相关分子模式的产生，释放的抗原被提呈细胞识别，诱导淋巴细胞在肿瘤部位的浸润，引发机体抗肿瘤免疫反应，即远隔效应是由局部放疗诱导这些系统免疫效应以控制未放疗肿瘤负荷的能力引起的。这即需要更多更深入的基础研究来做证实。

然而，这个病例也有诸多缺憾。譬如脑转移病灶的确认，在仅通过影像的判定中仍存在一定偏差，虽然病程中该病灶出现了强化结节向软化灶转化并逐步消失的过程，这一变化模式更倾向于脑转移治疗后改变，但若初诊时在条件允许的情况下能够有意识地获取病理证据，或许诊断会更加完整。另外，该病例缺少基线的PD-L1状态。虽然目前PD-L1检测对于大部分PD-1药物的用药指征上没有明确的限制，甚至存在争议，但在目前阶段了解其基线PD-L1状态对于免疫治疗相关预后仍具有较大的参考价值。

（二）专家点评（李建成）

Q1. 该例患者接受同步放化疗＋免疫治疗，序贯免疫单药维持治疗，病灶明显缩小直至消失，未出现严重不良反应。结合该例患者诊治过程，请您谈一谈对于不可切除的晚期食管癌患者，在同步放化疗联合免疫治疗的安全性和有效性。

食管癌是我国的高发恶性肿瘤，对于不可切除的局部晚期食管癌，根治性放化疗是标准治疗方案，不可切除的晚期食管癌则是以化疗为主的综合治疗为标准方案。然而，随着肿瘤治疗药物的快速发展，放疗与靶向、免疫等药物的联合层出不穷、惊喜不断。

免疫治疗为食管癌患者带来明显的生存获益，目前已写入指南推荐用于晚期食管癌一线治疗的方案有：卡瑞利珠单抗＋紫杉醇＋顺铂（鳞癌，Ⅰ级推荐，1A类证据）、帕博利珠单抗＋5-FU/卡培他滨＋顺铂（CPS≥10，Ⅰ级推荐，1A类证据）、纳武利尤单抗＋氟尿嘧啶＋顺铂（鳞癌，Ⅰ级推荐，1A类证据）、替雷利珠单抗＋铂类＋5-FU/紫杉醇（鳞癌，Ⅱ级推荐，1A类证据）、信迪利单抗＋顺铂＋5-FU/紫杉醇（鳞癌，Ⅱ级推荐，1A类证据）、特瑞普利单抗＋紫杉醇＋顺铂（鳞癌，Ⅱ级推荐，1A类证据），目前推荐的一线治疗方案均较单纯化疗生存获益更加。

免疫治疗与放疗具有协同作用，但该治疗策略在食管癌中的疗效和安全性还有待进一步评价。已有卡瑞利珠单抗联合同步放化疗等研究用于局部晚期不可手术食管鳞癌的Ⅲ期临床研究正在进行，初步证实了放疗联合免疫治疗的有效性和安全性，但长期生存结果仍待验证。

该病例也证实放化疗加免疫的方案可以带来较好的安全性和明显的生存获益。鉴于缺乏Ⅲ期随机对照临床研究证据，目前尚不能推荐放化疗联合免疫治疗方案作为标准治疗方案。从我们参加的几项研究初步结果发现，免疫治疗的有效性应该是不容置疑，安全性方面未发现有严重的不良反应，毛细血管增生症等不良反应可能为患者生活带来不便，但可在一定时间后自动消失。因此，不可切除的晚期食管癌患者接受同步放化疗联合免疫治疗安全且有效，期待该方案早日进入指南。

Q2. 食管癌脑转移患者预后差，且药物透过性差，传统治疗效果有限，目前食管癌脑转移多被排除在临床试验之外，其治疗方案的选择尚存在争议。该例患者所有靶病灶完全消失，请您谈一谈，该例脑寡转移的患者取得显著获益的可能原因是什么？临床中应如何制定食管癌脑转移的治疗策略？

免疫治疗正在以"摧枯拉朽"之气势改变整个肿瘤治疗领域，在不少肿瘤治疗中疗效显著并且很少有严重的并发症，免疫治疗在食管癌领域也是屡获进展。

所有的免疫药物均为单抗类大分子药物，由于血脑屏障的存在，大分子药物几乎无法进入脑部发挥作用。对于免疫治疗药物能否入脑，权威肿瘤期刊《柳叶刀·肿瘤》指出，PD-1抑制剂是能进入脑部的，而且显示出非常好的治疗效果！

美国多伦多大学癌症中心的研究团队发现，PD-1抑制剂能入脑的原因与其药物机制有很大的关系。其抗肿瘤机制与传统化疗、靶向药物不同，是通过激活自身免疫细胞进行肿瘤杀伤，而非破坏肿瘤细胞。因此，血脑屏障并阻碍不了经PD-1抑制剂激活后的免疫细胞入脑杀敌，这也是PD-1/PD-L1单抗治疗脑转移的有利特点。

2018年6月，*Journal of Neuro-Oncology*杂志公布了一项回顾性研究，入组的均为接受免疫治疗联合放疗的脑转移的恶性黑色素瘤患者。其结果显示，2年的脑部放射野内控制率高达92%，相较于单独治疗，接受联合治疗疗效更好，局部控制率更高，患者生存期更长。其中22例（43.1%）患者有脑转移相关中枢神经系统症状，42例（84.2%）患者定义为活动性脑转移。共有33名患者满足预先设定的颅内疗效评估标准，免疫治疗后第一次影像学评估显示，1例（3%）患者颅内完全缓解（CRi），7例（21.2%）患者颅内部分缓解（PRi），8例（24.2%）颅内疾病稳定（SDi），17例（51.5%）患者颅内疾病进展（PDi）。影像学评估PRi或SDi的脑转移患者获得持续的缓解，颅内缓解的中位持续时间为7.5个月（95% CI 0～18.45%）。在25例活动性脑转移患者的亚组中，颅内ORR为24%（1例CRi和4例PRi），8%为SDi，68%为PDi。结果证实，无论神经系统症状是否存在，免疫治疗在非小细胞肺癌脑转移患者中都是有效的。

所以，免疫治疗不管有无联合放疗均对脑转移有效，该病例也证实对食管癌脑转移未联合放疗情况下达CR，表明PD-1/PD-L1单抗可控制脑部病灶，期待今后开展相关研究进行深入探索。

Q3. 免疫联合放疗已成为食管癌领域的焦点，已有研究表明，放疗可通过形成原位疫苗、改善肿瘤免疫抑制微环境、激发远隔效应等，与免疫治疗联用可产生协同作用，显著提升治疗效果。您是如何看待这些研究成果在食管癌治疗中的应用？

远隔效应指的是对特定肿瘤病灶进行局部放疗，远处的转移灶或淋巴结也随之消失或缩小，这种远隔效应现象在免疫联合放疗的治疗中出现的概率大大提高。

远隔效应最早由R.H.Mole于1953年提出，直到2012年一个黑色素瘤病例的报告才引起了医学界对远隔效应的关注。这是一例晚期黑色素瘤患者，在免疫治疗进展后接受胸部转移病灶的姑息性放疗，其他未经放疗的转移灶也自然缩小。同时，外周血中的免疫生物标志物的变化，提示局部放疗会引起人体免疫微环境发生变化，增强机体免疫系统对远处肿瘤病灶的免疫效应。

2015年，《柳叶刀》杂志发表一篇关于局部放疗联合免疫治疗的临床试验结果，部分晚期肿瘤患者产生远隔效应，产生远隔效应的患者预后较好。然而，在临床实际工作中较少碰到远隔效应。

2020年美国临床肿瘤学会（ASCO）会议上，有研究报道，晚期肺癌局部放疗＋免疫治疗较单用免疫治疗的无进展生存期PFS和OS均有提高，局部控制和生存提高的主要贡献是立体定向放疗（SBRT），且SBRT有较大机会出现远隔效应，未照射的肿瘤有一定的退缩。

远隔效应使放疗不只是局部手段，也拥有了全身治疗的效果。远隔效应的基础是免疫应答的形成，未来还需要更多的临床证据和数据来证实食管癌的远隔效应。

Q4. 请您对这一病例的诊治过程进行概括性的点评与总结。

这是一例晚期食管癌患者，晚期食管癌的标准治疗方案为化疗或化疗联合免疫治疗，联合放疗尚未成为标准。晚期寡转移食管癌的治疗标准是以化疗为主的综合治疗，局部晚期食管癌治疗标准为同步放化疗，联合免疫治疗的高级别循证证据尚未报道。但这一例应用同步放化疗联合免疫治疗晚期食管癌脑转移成功的案例，疗效确切，安全可靠，并且该例患者未接受脑部放疗，脑转移病灶也得到有效控制。

诊断方面的意见：①该患者为晚期食管癌，需进行上腹部检查。②患者为胸上段食管癌，胃镜检查显示肿瘤始于门齿15cm，CT显示从胸廓入口层面已存在肿瘤，胸部CT只能包含1/3颈部，建议在检查中补充颈部CT。③建议为晚期食管癌患者进行PET-CT检查。④在放疗＋免疫治疗之前，也要进行心肺功能检查、甲状腺功能检查等。诊断方面也有亮点，研究者发现胃镜能通过后又进行了超声胃镜检查。

治疗方面的意见：①这是一例晚期患者，治疗标准是以化疗为主的综合治疗，故从治疗原则上放疗仍定义为姑息治疗，故建议照射野用累及野，而照射剂量可以是根治剂量。②免疫治疗药物的剂量要明确。③疗效评价一般以1个月后为标准，但该病例中缺少1个月后的数据。

（三）主编总评（王军）

该病例是一例ⅣB期食管胸上段鳞癌患者，因患者仅合并颅内寡转移病灶，并且颅内转移灶无明显临床症状，在治疗方案上既遵循指南，又大胆尝试采取了免疫治疗联合胸部根治性同步放化疗的策略，在治疗后半年取得了CR的疗效，并维持至今。令人惊喜的是，在后续的免疫治疗维持期间，颅内转移灶消失，这可能与免疫药物的局部效应和全身效应相关，同时放免联合远隔效应的产生，或许也是其中原因之一。

目前，针对晚期复发、转移性食管鳞癌患者，一线化免已成为标准治疗策略。针对有限转移的患者，局部放疗也越来越多参与到综合治疗中。然而食管鳞癌脑转移罕见，免疫治疗食管鳞癌脑转移常为个案报道。对于特殊部位（如中枢神经系统）转移患者的治疗策略、放疗介入的时机、照射范围、剂量分割等仍是悬而未决的问题，需要我们今后开展更多的临床研究证实。遗憾的是该患者未进行PD-L1、MMR、MSI等相关免疫指标的检测，由于放免联合导致的远隔效应发生在颅脑罕见报道，使得临床医生对该病例免疫相关指标的表达结果应该会更加期待。此外，患者目前免疫维持治疗已2年，临床治疗是否需要继续维持也值得深入探讨。

（李 丛 樊春波）

参 考 文 献

[1] LI C, ZHAO S, ZHENG Y et al. Preoperative pembrolizumab combined with chemoradiotherapy for oesophageal squamous cell carcinoma（PALACE-1）[J]. Eur J Cancer, 2021, 144: 232-241.

[2] CHICAS S R, MORALES O I, RODRIGUEZ A D, et al. Combining radiotherapy and ipilimumab induces clinically relevant radiation-induced abscopal effects in metastatic melanoma patients: A systematic review [J]. Clin Transl Radiat Oncol, 2017, 9: 5-11.

[3] LIU Y, DONG Y, KONG L, et al. Abscopal effect of radiotherapy combined with immune checkpoint inhibitors [J]. J Hematol Oncol, 2018, 11（1）: 104.

[4] YANG L, YINPING D, LI K, et al. Abscopal effect of radiotherapy combined with immune checkpoint inhibitors [J]. J Hematol Oncol, 2018, 11: 104.

[5] YUN H, DAVID T, CONNIE Y, et al. Combinational immunotherapy for hepatocellular carcinoma: radiotherapy, immune checkpoint blockade and beyond [J]. Front Immunol, 2020, 11: 568759.

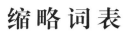

缩略词表

5-FU	fluorouracil	氟尿嘧啶
AJCC	American Joint Committee on Cancer	美国癌症联合委员会
ASCO	American Society of Clinical Oncology	美国临床肿瘤学会
bid	bis in die	每日2次
BMI	body mass index	身体质量指数
BSA	bovine serum albumin	牛血清白蛋白
CCA	cell cycle signaling active	细胞周期信号激活
CCND1	cyclin D1gene	细胞周期蛋白D1基因
cCRT	concurrent chemotherapy and radiotherapy	同步放化疗
CDFI	color doppler flow imaging	彩色多普勒血流显像
CDK4/6	cyclin-dependent kinases4/6	周期蛋白依赖性激酶4/6
CEA	carcinoembryonic antigen	癌胚抗原
CL	confidence level	置信水平
CNS	central nervous system	中枢神经系统
CPS	combined positive score	联合阳性分数
CR	complete remission	完全缓解
CRi	complete response intracranial	颅内完全缓解
CSCO	Chinese society of clinical oncology	中国临床肿瘤学会
CT	computed tomography	电子计算机断层扫描
CTCAE	common terminology criteria for adverse events	常见不良反应术语评定标准
CTV	clinical target volume	临床靶区
CYFRA21-1	cyto-keratin 19 fragment antigen 21-1	细胞角蛋白19片段抗原21-1
Dmax	dose max	最大放疗剂量
Dmean	dose mean	平均剂量
DNA	deoxyribonucleic acid	脱氧核糖核酸
DoR	duration of response	缓解持续时间
DVH	dose and volume histogram	剂量体积直方图
DWI	diffusion-weighted imaging	扩散加权成像

ENI	elective nodal irradiation	选择淋巴结照射
EP	etoposide and cisplatin	依托泊苷和顺铂
EUS	endoscopic ultrasound	超声内镜
FDG	fludeoxyglucose	氟代脱氧葡萄糖
GTV	gross tumor volume	肿瘤靶区
GTVnd	gross tumor volume lymph nodes	肿瘤区域淋巴结靶区
GTVp	gross tumor volume Primary	原发肿瘤靶区
Gy	Gray	戈瑞
HR	hazard ratio	风险率
ICI	immune checkpoint inhibitor	免疫检查点抑制剂
IFI	involved field irradiation	累及野照射
IHC	immunohistochemistry	免疫组织化学
IMRT	intensity-modulated radiation therapy	调强放射治疗
IMRT	intensity modulated radiation therapy	适形调强放疗
IPCL	intraepithelial papillary capillary loop	食管黏膜表面的毛细血管祥
iPR	immune partial response	免疫部分缓解
ivgtt	intravenously guttae	静脉滴注
JAMA	The Journal of the American Medical Association	美国医学会杂志
JES	Japan Esophageal Society	日本食道协会
KPS	Karnofsky performance status	卡氏功能状态
LN	lymph node	淋巴结
MDT	multi-disciplinarytreatment	多学科会诊
MHD	mean heart dose	平均心脏剂量
MLD	mean lung dose	平均肺剂量
MMR	mismatch repair	错配修复
MPR	major pathological remission	主要病理缓解
MRI	magnetic resonance imaging	磁共振成像
MSI	microsatellite instability	微卫星不稳定性
NCCN	National comprehensive cancer network	美国国立综合癌症网络
NCDB	National cancer database	美国国家癌症数据库
NRS	numerical rating scale	数字等级评定量表
ORR	objective response rate	客观缓解率
OS	overall survival	总生存期
pCR	pathological complete response	病理学完全缓解
PD	progressive disease	疾病进展
PD-1	programmed death 1	程序性死亡1

PDi	progressive disease intracranial	颅内疾病进展
PD-L1	programmed death-ligand 1	程序性死亡配体1
PET-CT	positron emission tomography-computed tomography	正电子发射计算机断层显像
PFS	progression free survival	无进展生存期
PG-SGA	patient-generated subjective global assessment	患者主观整体评估
PGTV	plan gross tumor volume	计划肿瘤靶区
PGTVnd	plan gross tumor volume lymph nodes	计划肿瘤区域淋巴结靶区
PR	partial response	部分缓解
PRi	partial response intracranial	颅内部分缓解
PRV	planning organs at risk volume	危及器官的剂量界定
PTV	planning target volume	计划靶区
qd	quaque die	每日一次
qw	quaque week	每周一次
SABR	stereotactic ablative body radiotherapy	立体定向放射消融治疗
SBRT	stereotactic body radiation therapy	立体定向放射治疗
SCC	squamous cell carcinoma	鳞状上皮细胞癌
SD	stable disease	疾病稳定
SDi	stable disease intracranial	颅内疾病稳定
SUV	standard uptake value	标准摄取值
Syn	synaptophysin	突触素
TNM	tumor，lymph node，metastasis	原发灶，淋巴结，远处转移
TP	taxel cisplatin	紫杉醇联合顺铂
TPS	tumor proportion score	肿瘤细胞阳性比例分数
TRG	tumor regression grade	肿瘤退缩等级
V5	volume 5 gray	5戈瑞辐射剂量的体积
VMAT	volumetric modulated arc therapy	容积调强放疗